走出强迫症

找回美丽的日子

东振明 著

沈蓓 插图

中国轻工业出版社

图书在版编目（CIP）数据

走出强迫症：找回美丽的日子/东振明著；沈蓓插图. —北京：中国轻工业出版社，2009.5（2025.1重印）

ISBN 978-7-5019-6878-7

Ⅰ.走… Ⅱ.①东… ②沈… Ⅲ.强迫症－防治 Ⅳ.R749.99

中国版本图书馆CIP数据核字（2009）第028819号

保留所有权利。非经中国轻工业出版社"万千心理"书面授权，任何人不得以任何方式（包括但不限于电子、机械、手工或其他尚未被发明或应用的技术手段）复印、拍照、扫描、录音、朗读、存储、发表本书中任何部分或本书全部内容（包括但不限于光盘、音频、视频等）。中国轻工业出版社"万千心理"未授权任何机构提供源自本书内容的电子文件阅览、收听或下载服务。如有此类非法行为，查实必究。

责任编辑：戴　婕　　　责任终审：杜文勇
策划编辑：徐　玥　　　责任校对：刘志颖　　　责任监印：吴维斌

出版发行：中国轻工业出版社（北京鲁谷东街5号，邮编：100040）
印　　刷：三河市鑫金马印装有限公司
经　　销：各地新华书店
版　　次：2025年1月第1版第11次印刷
开　　本：740×1050　1/16　印张：16.25
字　　数：138千字
书　　号：ISBN 978-7-5019-6878-7　定价：36.00元
读者热线：010-65181109
发行电话：010-85119832　　010-85119912
网　　址：http://www.chlip.com.cn　http://www.wqedu.com
电子信箱：1012305542@qq.com
版权所有　侵权必究
如发现图书残缺请拨打读者热线联系调换
241853J6C111ZBW

推荐序一

《中共中央关于构建社会主义和谐社会若干重大问题的决定》指出：和谐社会建设要"注重促进人的心理和谐"。而心理和谐是和谐社会建设重要的心理基础，是和谐社会建设的有力支撑。由于社会的高速发展，经济体制、社会结构、思想观念、就业形势等方面都发生着深刻的变化，导致人们生活和工作的压力明显增大，各种心理问题日趋突显。我国的心理咨询事业起步较晚，现有的从业者数量无法满足社会的需要。这使得很多有心理困扰的人无法及时便捷地获得有效的帮助。在这种情况下，出版一些普及类和自助类的读物，不仅是必要的而且具有重要的社会意义。值得欣慰的是，近年来，在全社会的共同努力下，已经出版了很多这方面的书籍。但在这些已有的书籍中，专门针对强迫症患者而写的、适合强迫症患者本人阅读和自助的书籍仍然少见。强迫症是一种常见的、慢性的、造成患者社会功能明显损害的疾病。目前，强迫症已经成为一个全球性的心理问题，估计全世界的强迫症患者有5000万之多。我国至少也有上百万人正承受着强迫症的折磨，其中的大多数人仍然无法得到正规专业的治疗。在这种情况下，我很高兴地看到了东振明写的这本关于强迫症患者自助的书稿。

本书内容浅显易懂，没有晦涩难懂的深奥理论。对于没有心理学基础的强迫症患者来说读起来不会感到困难，其中讲到的方法容易理解也便于操作。整本书结构严谨，知识全面，从认识了解强迫症开始，到如何正确对待强迫症，如何调整强迫症患者的认知偏差，以及如何进行行为治疗都提供了切实可行的操作办法。

同时对强迫症患者的个人生活也给出了全面的指导,尤其是对强迫症患者自助过程中可能遇到的困惑和问题都一一列出,而且也给出了相应的解决办法。除此之外,本书还为强迫症患者的家属提供了有力的支持和建议,相信这些对广大强迫症朋友们能有实质的帮助。

需要指出的是:无论书中给出了什么样的理论和方法,最终能引领我们走向光明的还是我们自己内心深处的力量。

傅安球
2008 年 12 月

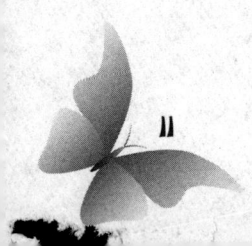

推荐序二

妈妈，我找到了回家的路

在强迫症很严重的那段时间，我脑子里老想起看过文章里的一句话："妈妈，我怎么找不到回家的路。"那时候我就是这种感觉，没有方向，没有办法，只能无奈地在强迫症里煎熬，做着那些仪式性行为，昏昏沉沉地活着，真的像个迷路的孩子一样，在等着妈妈接我回家。可家人能做的只有带我去医院，医生在询问之后，就开药让我回家吃。我吃了半年的药，有一定的好转，可当药停下来时，就又陷入强迫症之中。

我开始找寻其他的解决办法，偶然在网上看到东老师写的文章，之后和他通了一次电话，便开始接受他的治疗。其实，真正让我下决心的并不是那次谈话，而是我自己实在没有办法了，只能找心理医生；还有就是东老师是治疗强迫症的专家，就像专卖店一样，我想品牌专卖店总比大商场更专业些吧。从开始治疗到现在有9个月的时间了，我并没有完全康复，还有很多强迫行为和仪式行为，但和以前相比，已经好了很多。最重要的是我不再迷茫了，我知道我很快就会康复的。因为我知道方向在哪里，我现在正在回家的路上，而东老师就是那个在我迷路的时候领我回家的人。

长这么大，有很多我需要感谢的人，但在我最迷茫、最无助的2008年，除了家人，最要感谢的就是东老师，因为他给了我最需要的东西——回家的路和走这条路的勇气。虽然没见过面，但我深深地感受到了他的专业和渊博，他的大爱和耐心，还有他令人钦佩的责任感。也和东老师聊过彼此的梦想，我想这次《走出强迫症——找回美丽的日子》的出版一定是他在梦想的道路上迈出的坚实一步。很多朋友可能和曾经的我一样也在忍受强迫症的折磨，也在苦苦寻找回家的路却没有人引导，这本书其实就是给大家的一张回到自己家的地图。

我拿到这本书的初稿，便立刻读了起来，而且越看越兴奋，真是如获至宝，它让我更加坚定了。书中的内容东老师在咨询时都给我讲过，可当时并不太明白和认同。现在，在做过练习并取得一些成功后，回头看这本书，真觉得里面说的非常有道理，方法也非常实用。当时，我在不太明白的情况下运用这些方法就得到了很大改善，现在看到了系统的、逻辑的整套治疗方法，我更有信心在这本书和东老师的帮助下尽快痊愈了。尽管书上的每个办法都非常实用和有效，但如果只是读一读，可能会觉得半信半疑。这时候一定要告诉自己不管有用没用都一定要去做，做过之后你就会尝到甜头的，只看不做肯定不会好起来，只要严格地按照书上的要求去做，一定会有效果。就像大家都想回家，可如果别人已经给了你回家的地图和方法，而自己却不愿迈步，那怎么能到家呢？我的切身体会是仔细地看这本书，然后放下一切，坚决地按照书上的方法去做。如果你也这样，那么你一定会好起来的。

亲爱的朋友们，我已经找到了回家的路，相信你拿着这张回家的地图也能很快回到自己的家！

小草
2008 年 12 月

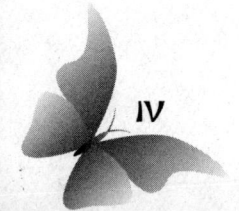

自　序

据世界卫生组织调查，强迫症是第十大影响人类社会功能的疾病。强迫症影响着220万的美国成人。关于强迫症的流行病学调查结果显示，美国强迫障碍的年患病率为1.03%，终生患病率为2.5%；英国男性年患病率为1%，女性为1.5%。我国1982年的流行病学调查结果为：强迫症在15～59岁人口中患病率为0.03%。据此估计我国也有几百万人受到强迫症的困扰。

如果你正因为无法摆脱对细菌、病毒和污染的恐惧，而不得不进行反复长时间的清洗的话；如果你不敢去商店、饭店、医院、菜市场、公共厕所等场所的话；如果你正因为反复锁门，反复关窗，反复检查煤气、水龙头、电源而苦恼的话；如果你正因为要离开一个地方又怕丢东西，而反复检查的话；如果你正因为不得不反复想一些问题而苦恼的话；如果你正因为某些闯入性可怕的冲动和念头而恐惧的话；如果你正在被一些不能接受的性念头所困扰的话；如果你正为无法控制自己的余光、呼吸、口水等而苦恼的话；如果你认为自己吃饭或者穿衣太过缓慢而浪费了太多时间的话，那么你应该是最适合读这本书的人了。

强迫症就像一个恶魔撕扯着我们的生命。那种生活如同炼狱，无法摆脱的心魔蚕食着我们的社会功能。家人的不理解，怕被别人认为是精神病而辛苦地掩饰或无奈地寻找着各种借口和理由，使我们备感孤独。孤军奋战了这么多年，仍然无法摆脱这种极度的折磨，我们有种生不如死的感觉，甚至想要放弃生命。如果你是强迫症患者的话，一定会对此更有感触。

在实际咨询过程中，我经常遇到一些强迫症朋友常常因为家

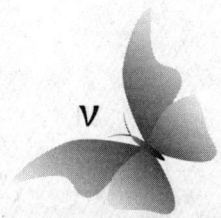

人的不理解、不支持或者经济、时间等客观条件的制约,而不能接受正规专业的治疗。抑或因为目前国内能有效治疗强迫症的心理医生少之又少,使得一些朋友虽然接受了治疗,但效果不佳。我也常因不能为更多的朋友提供专业帮助而深感内疚和自责。为此,特意撰写了这本自助手册,目的就是帮助那些正在经受强迫症折磨而又不能接受正规治疗的朋友,摆脱这种非人的生活,恢复正常的社会生活功能。当然,如果条件允许,我还是建议强迫症朋友接受正规专业的治疗。

自从1838年法国精神病学家埃斯基罗尔首次报告一例强迫性怀疑的病例以来,一代又一代的心理学家、精神病学家为强迫症的治疗做出了杰出贡献。100多年来,人们对强迫症的了解、研究和治疗都取得了长足进步,尤其是暴露/行为阻止疗法(EX/PR)的提出、认知疗法的发展、对神经递质的研究、对大脑神经系统的正电子断层扫描等的研究结果,更是大大地提高了对强迫症的治疗效果。无论你之前经历了多少次自救和治疗的失败,都请不要失去信心,因为那只是还没找到正确的方法。无论你强迫了多久,也无论现在强迫得有多严重,在这里我都要负责任地告诉你:"你完全可以痊愈!你只需要两点:一,信念,对获得美好生活的坚定信念;二,决心和行动,坚决地按正确方法去行动的决心和耐心!"无数从强迫症中走出来的朋友都告诉我,真正引领他们走向光明的是坚不可摧的信念和百折不挠的行动!所有治疗的方法都只是手段,比手段更重要的是我们的信念。所以,你也一样可以摆脱强迫,而且时间一定不会很久!

最后,让我们一起坚定地相信:走过这片沼泽地,前面依然是片艳阳天!

东振明
2008年11月于上海

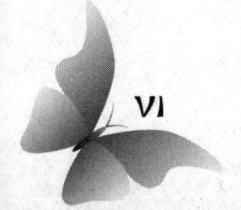

致　　谢

　　6年前的一个晚上，我和女朋友（现在的太太）在马路边上的房产中介想租一套合适的房子暂住，这时进来一位乞讨的老人，中介的工作人员不耐烦地向外赶他。当时我很拮据，只能给他一个五毛的硬币。老人接过了硬币满脸微笑地对我说了声谢谢，然后转向我女朋友说："你先生会有好报的。"6年过去了，老人的笑脸还时常浮现在眼前，那不是违心的、阿谀奉承的微笑，而是发自内心的对生活和世界的感恩。老人的生活境遇显然不是很好，可他的内心是充实的，他的微笑传递着温暖。他使我学会了博爱和怀着一颗感恩的心对待众生。我无缘当面对他说声谢谢，只能在此表示感激。

　　我出生在东北，从小家境贫寒，只有父亲一点微薄的工资支撑着我们的七口之家，为了供我读书，家里又欠下了很多债务。记得大学时母亲写信告诉我要努力学习，将来报效祖国。当时，几个室友都对母亲的高调言语感到好笑，可正是这样一句貌似高调的话使我更加清晰地意识到作为一个人所应当承担的社会责任，所以至今仍不敢忘记。我感谢父母，给予我生命并养育我长大，更感谢他们培养了我朴实无华的情感。

　　为了减少家庭开支、供我完成学业，哥哥姐姐都过早地辍学，这直接导致了他们现在的生活状况不尽如人意。我能有今天的成绩，和他们的自我牺牲是分不开的，在此，我要对哥哥姐姐说声谢谢！

　　感谢我的太太刘丹丹女士。温柔、善良、贤惠的她，不管我事业处在低谷还是暂时没有收入，始终不离不弃，默默地支持我。

在过去的几年里上海师范大学的傅安球教授在专业方面给予了我很多的指导和建议，尤其是他那严谨的科学作风一直鞭策着我，使我严肃认真地对待每一次咨询和每一位来访者。这次更要感谢他在百忙之中阅读了书稿，并为本书写序。同时，感谢上海市精神卫生中心的主任医师杜亚松先生在专业上给予过我的指导。还有很多需要感谢的教师和前辈们无法一一列出，在此一并表示谢意。

小车是一位接受我咨询的强迫症朋友，李乐是一位强迫症朋友的女友。他们有着博爱的心灵和勇敢的精神，以亲身体验和感受为本书写了推荐。在此，不仅要代表我个人也代表那些即将从本书中获益的朋友们向他们表示由衷的感谢。

感谢我的朋友马利、吴献武和何敏。他们在我心理咨询事业上给予了很多宝贵的意见和实质性的帮助。

感谢上海洛川学校的沈蓓老师为本书创作了如此生动、精彩的漫画。

感谢刘莉莉小姐对本书的文字进行了润色。

感谢"万千心理"为本书的出版所付出的努力和辛劳。

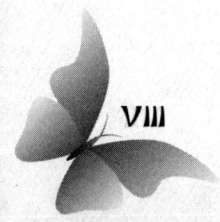

如何使用本书

本书共分为五篇：方法篇、案例篇、生活篇、家属篇和答疑篇；主要理论基础为森田疗法、EX/RP疗法（暴露/行为阻止法）和认知疗法。对于一些强迫症的专业理论知识，如强迫症的成因、流行病学调查、共病、各种理论模型、诊断和鉴别诊断、药物治疗等都没有涉及。因为这些专业的理论更适合精神科医生和心理咨询从业人员为掌握专业知识而阅读，对强迫症朋友的自助没有什么大的帮助。我想呈现给大家的不是什么深奥的理论，而是通俗易懂、便于操作、切实可行的方法。这些方法都很简单，但简单不等于容易，你需要按照这些方法坚持去行动。这样两三个星期之后，你就会发现自己的变化。

方法篇主要讲的是对待强迫症的基本态度；如何认识到强迫症虚假空的本质，从而让自己和症状分离；如何运用接纳的态度和系统脱敏的方法来处理焦虑和恐惧情绪。在这一篇里，我把强迫症比喻成为破坏我们生活的犯罪嫌疑人；把鉴别哪些是强迫症状哪些是现实的问题这一个过程比喻成为识别犯罪嫌疑人；把认识强迫症虚假空本质的过程比喻成对犯罪嫌疑人的当庭审判；把运用系统脱敏疗法处理焦虑恐惧情绪的过程比喻成罪犯劳动改造。

案例篇为大家提供了几位强迫症朋友的好转经历，希望大家能从中看到强迫症的整个好转过程，对于好转过程中可能遇到的问题和困难有一个大概的了解，并学习到一些相关的应对办法。

生活篇针对整个生活给出了一些建议，因为在自助的同时对生活的全方位调整也是很重要的。

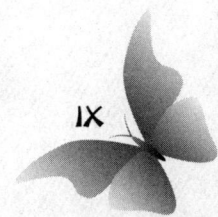

家属篇主要针对和强迫症朋友一起生活的家人经常遇到的疑惑和问题提供一些切实可行的建议。

答疑篇针对强迫症朋友一些常见的问题给出简单的答复。

你需要从头开始按章节阅读本书，并且按照本书提供的方法结合自己的实际情况进行思考和行动。书中会要求你每天记录一些东西或者去做一些相关的练习，这些对你的好转都是必不可少的，所以，希望你按照要求去做。最后，你要清楚地知道：仅仅靠阅读本书还是无法完全摆脱强迫症的，只有按照本书提供的方法坚持去行动，你才能最终尝到胜利的滋味。

本书亦可作为从事强迫症治疗的专业人士的参考读物。

由于专业和经验所限，书中难免有不足之处，欢迎大家批评和指正。

> **重要提示**：本书是为已经确诊为强迫症的朋友所写，如果你没有经过专业的诊断，请先到专业机构进行诊断；如果你还伴有其他明显的心理障碍（如重度抑郁、人格障碍、物质滥用等）或其他躯体疾病，请按专业医生的指导进行治疗。

有任何疑问，可致电盖德强迫症研究中心，021-52243385

目 录

方法篇 1
    案发现场：强迫症的生活 3
    识别犯罪嫌疑人：确认强迫症状 15
    当庭审判 37
    劳动改造 90

案例篇 119
    我的生活"危机四伏" 121
    手淫的秘密 138
    我的机器人生活 155
    挥不去的"霉女" 166
    冲动！冲动！可怕的冲动！！ 177
    没完没了的"为什么" 184
    咽不完的口水，管不住的眼神，上不完的厕所 193

生活篇 207
    规律的作息时间 211
    端正的仪表 212
    充实丰富的生活 213
    行动中的焦虑 216
    压力的缓解 217
    善于利用社会支持系统 219

家属篇 221
    家有强迫 223

答疑篇 233
    强迫症常见问题解答 235

后记 241

参考书目 243

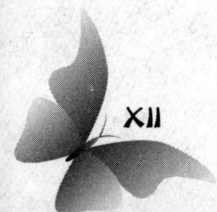

方法篇

决不可自暴自弃。开步走吧,只要走,自然会产生力量。

——法布尔

案发现场：强迫症的生活

我们这样的生活
——强迫并活着

妻子从美国回来时，我没有去机场接她，而是等在客厅里，以便让她一进家门就可以洗澡。我让她足足洗了3个小时，即使是这样我仍然觉得不安全。不仅如此，从此以后我不敢碰她的身体，更无法和她亲近。虽然我知道妻子是干净的，但那个该死的关于艾滋病的念头会在每个关键时刻钻进我的大脑里，使我无法和妻子亲热。她碰过的东西我都需要用酒精进行擦洗。能不碰的我就尽量不去碰了，比如，她坐过的沙发我就不坐了；她摸过的遥控器我宁愿不看电视也不去碰。可是家里总有些东西是不得不碰的，碰过之后我就必须洗手。这种生活真是度日如年。

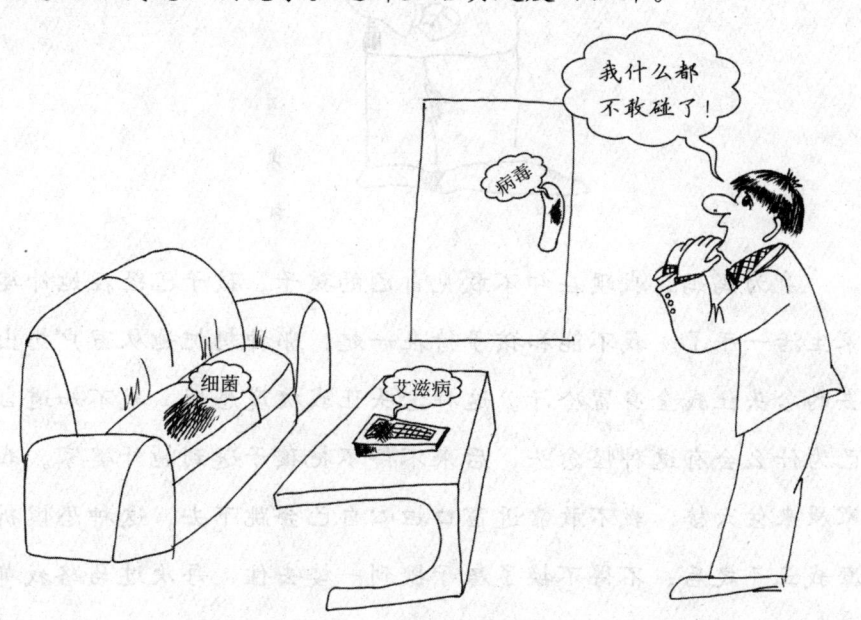

每次离开一个地方我都要反复检查坐过的凳子或沙发和桌子，担心会落下什么东西。令我感到气愤的是，我明知道就算手机、钱包、身份证、银行卡这些重要的东西丢了也没关系，但我就是怕在我不知道的时候丢了不知道的东西，具体为什么我也不知道。每次打开重要的文档我都要开关三次，才觉得准确无误，在状态不好的时候要开六次甚至更多。每次计算数字时我都要反复计算三遍，否则就会担心因为出错而造成什么严重后果。每天出门前我都要检查所有的电源、煤气和水龙头。

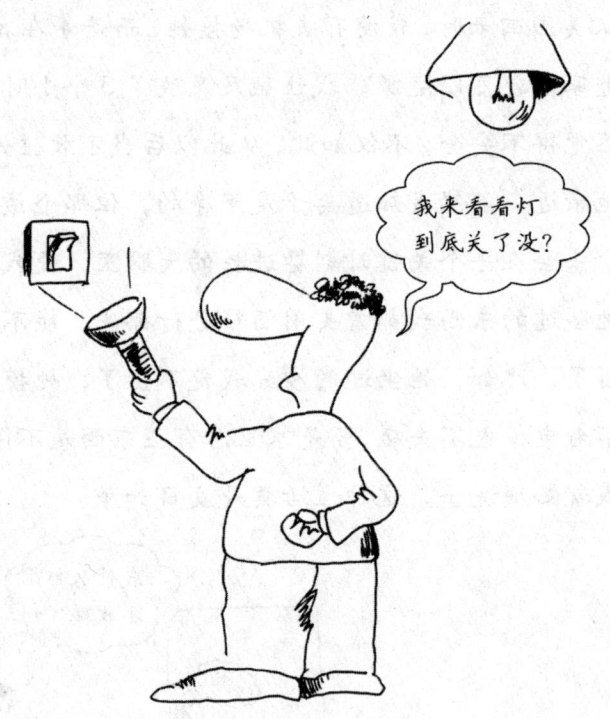

身为妈妈，我现在却不敢见自己的孩子，孩子已经在她外婆家生活一年了。我不能和孩子待在一起，那种想把她从窗户扔出去的念头让我全身冒冷汗。这种念头让我极度恐慌，我不知道自己为什么会有这种怪念头，后来不得不把孩子送到她外婆家。我家原来住六楼，我不敢靠近窗口担心自己会跳下去，这种恐惧折磨我三年之后，不得不换了房子搬到一楼去住，每次过马路我都担心自己会冲到车子面前。后来自己买了车，开车的时候我担心自己撞到了小孩或老人；开车经过昏暗的地方时我担心在自己不知道的时候撞到小孩，所以要不断地把车停下来去检查。

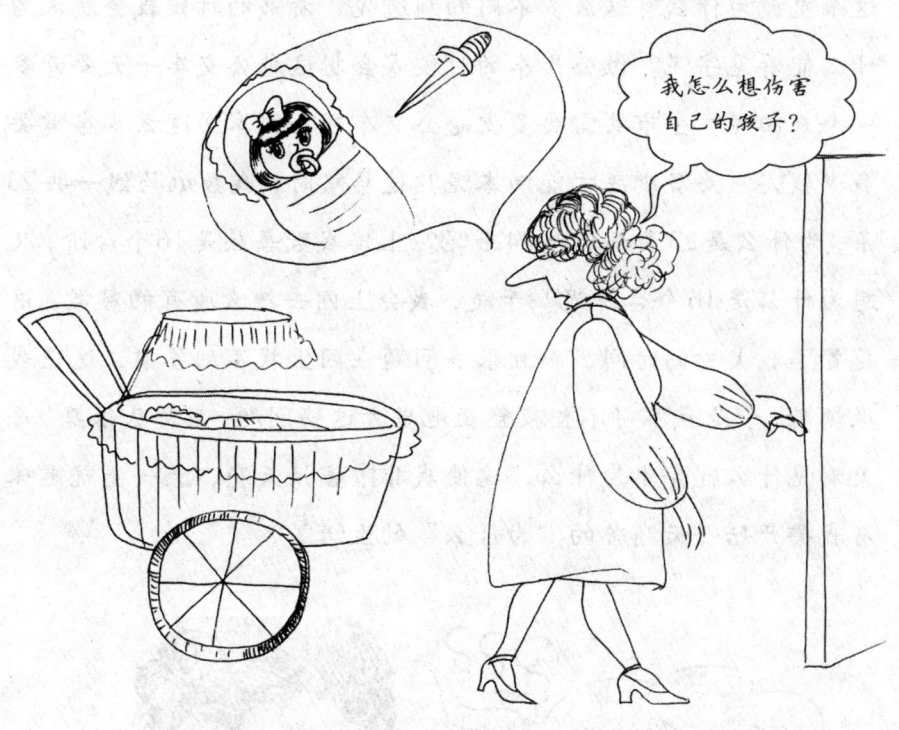

我学习的效率极其低下，看书的时候不但某句话要反复读几遍，而且每个字都要一笔一划地看，一点一横一撇地看。别人看一篇文章只需十几分钟，而我却需要一个多小时。更令我不堪忍受的是做试卷时看题目也要这样看，生怕不理解题目的意思或漏看了什么重要条件，这样每次考试我都无法做完题目。我对东西的摆放要求很严格，每次写作业前，都要花十几分钟把书桌上的东西摆了又摆，直到心里感到舒服为止。书架上的书也要摆放得非常整齐，否则就没有办法做其他事情；书包每次都要装三遍；上课时看到周围的同学转笔或者腿在抖，我浑身就会发热出汗；看到桌子上有小纸片等东西也非常难受，如果不移除就感到心里很别扭。我以前一直都是班里前五名的学生，而现在参加了两次高考都没有考取!

我比"十万个为什么"还"为什么"。看电视的时候我会想,这个电视为什么有这么多不同的频道呢?看书的时候我会想人为什么能看见字呢?做公交车的时候我会想这趟公交车一天要开多少个来回呢?全市共需要多少趟公交车呢?国家买这么多车需要多少钱呢?要多少年才能回本呢?过马路时,我数斑马线一共23条,为什么是23条而不是24条呢?上楼我数每层是16个台阶,又想为什么是16个台阶呢?于是,我会上网去搜索所有的答案,这花费了我大量的时间,而且很多问题在网上找不到答案,这使我很烦躁,于是我不得不整夜整夜地思考这些问题,想得头很痛。每天看见什么就会想为什么,这使我非常害怕天亮,天一亮就意味着我要开始一天痛苦的"为什么"的生活了。

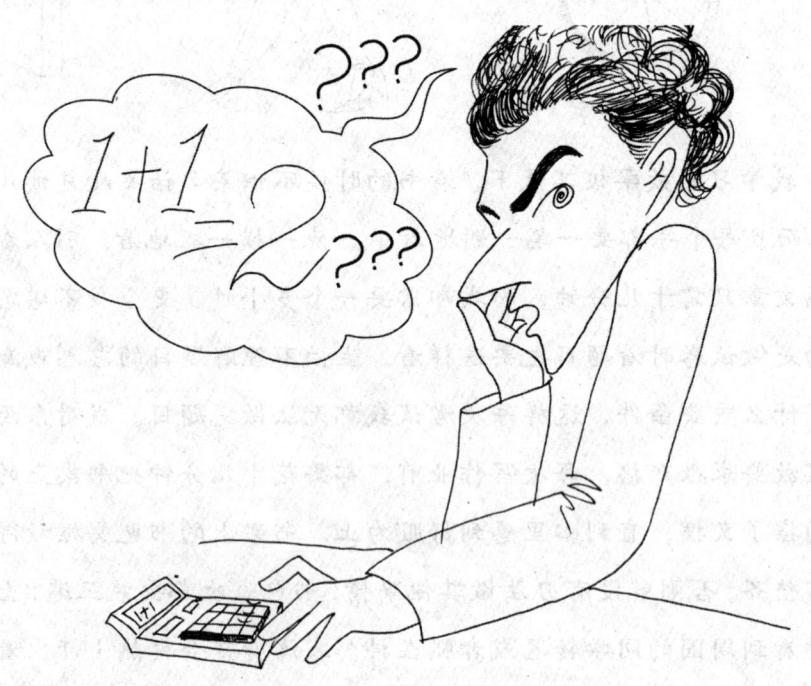

我总有一种冲动觉得自己会大声喊出"我是同性恋"。我不敢坐公交车，因为我怕看到50多岁的女士，自己会冲上去喊她"妈妈"；我不敢去阿姨家，因为我看见表妹就会有性幻想，这让我觉得自己很下流；我自己在外租房子住，不敢回家，因为我看见自己的父母就会出现他们出车祸的念头或画面，这样使我觉得自己很不孝顺；对于这些乱七八糟的想法，我尝试了各种办法都无法使它消失，这让我痛不欲生。

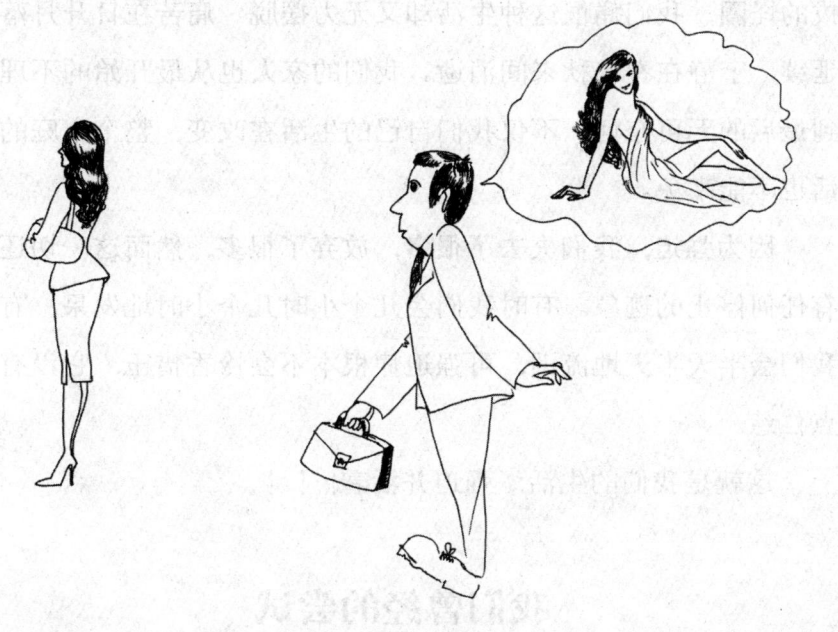

上面这几段心声对我们强迫症朋友来说不会陌生，正常的生活对我们来说已经很遥远了。虽然外表上看不出来我们与别人有什么不同，但我们内心孤独的痛苦却是常人无法理解的，不管做任何事情的时候，这些可恶的念头都有可能出现，我们拿它们毫无办法。生活变得越来越糟，学习的成绩在不断下滑，工作的效率在不断降低，和家人或朋友在一起的时间越来越少。我们把大量的时间和精力用在了强迫上，而强迫是一个不知满足的家伙，变得越来越贪婪。从开始请假到最后休学或辞职，我们的生活能力在慢慢地降低，苦恼却与日俱增。我们渐渐地忘记了本职工作和生活，除了用在强迫本身的时间之外，我们花了大量的时间翻阅心理学书籍，在论坛上不断地提问和查阅各种各样的强迫症理论及治疗方法。

久病成医，我们对强迫症的了解已经超过了很多心理咨询师。奇怪的是，我们的症状并没有因为心理学知识的增加而减少，有时看到一篇文章我们会有豁然开朗的感觉，可惜强迫症并没有因此而偃旗息鼓，不久它又卷土重来。我们的生活陷入一种不能自拔的怪圈，我们痛恨这种生活却又无力摆脱。痛苦在日升月落间延续，宁静在春去秋来间消逝。我们的家人也从最开始的不理解到最后的无可奈何，不仅我们自己的生活在改变，整个家庭的生活也不能幸免。

因为强迫，我们失去了很多，放弃了很多，然而这一切还没有任何停止的迹象。有时我们会几个小时几个小时地发呆，有时我们会半天半天地流泪，可强迫症根本不会怜香惜玉，它没有半点仁慈。

这就是我们的生活：强迫并活着！！！

我们曾经的尝试
——曲折的求治经历

我的强迫是高二开始出现的。开始的时候是上课时担心自己漏听了什么重要的内容，每次下课都要找同学对笔记，以确定自己听全了。这种担心越来越强烈，每堂课都要求自己目不转睛地盯着黑板看，一堂课下来弄的眼睛很酸很涩。这样，我记笔记越来越认真，认真到老师的每一个标点符号我都要一模一样地记下来，包括标点符号的位置以及每个字的位置都要和老师的板书一模一样。有的老师板书比较乱，我的笔记也就跟老师的一样乱。有时候老师为了强调重点在某些字的下面画横线、画点，或者把某些字圈起来，我也要在笔记上同样地在那些字下面划线、点点或者圈起来。即使这样，我仍然觉得自己似乎漏听了什么内容，就开始下课去问老师。两个多月后，老师发现我有点不对劲，就打电话给我的父母，说我最近太爱问问题了。老师的本意是想让父母重视一下我的问题，当然他不好意思说可能我心理有问题了，而父母却误以为是老师烦我，就让我以后不要老去问问题。不过当时我也没有意识到自己有问题。

后来，慢慢地我总是觉得自己的作业忘了交了，事实是已经交了。做作业的时候总是担心自己做得不对，很明显做对的还是要反复确定几遍。比如，54 − 8 = 46，自己明知道是对的，但还是不相信要反复地算几次。很多物理公式也是一样，明知是对的还是要反复地看几遍。一门功课的作业做完后却总是担心漏下题目没做，反复地检查。这样，我做作业越来越慢，以至于到后来根本无法完成老师布置的作业。考试的时候，我又担心忘了在试卷上写名字。我的担心越来越多，早上出门的时候开始担心水龙头没关好，晚上睡觉的时候担心灯没关好……

这样大概过了一年多，我逐渐开始意识到自己有些不对劲了。这些情况在高考前更加严重了，后来父母带我去医院看，医生说是焦虑加强迫，给我开了药，吃药后情况有所改善。

上大学后，我的情况时好时坏，药也是吃吃停停。大四上学期情况变得严重了，我开始去学校里的心理咨询室，断断续续地咨询了半年多。咨询师主要是问我小时候的经历、有没有什么特别深刻的记忆以及和父母之间的关系等。每次刚咨询完的时候感觉舒服些，可过不了多久就又不行了。之后，我便开始持续地吃药，情况也有了明显的好转。

毕业时我就把药停了，工作几个月后症状又再次变得严重，我只好又去开药，可这次药物的效果已不明显了。在接下来的两年里，我换过三种药，效果都不理想，后来我对药物彻底失去了信心。在大学时的心理咨询也使我对心理咨询没有什么信心，有一次偶尔在电视上看到了催眠，当时我就感觉好像自己已经抓到了救命稻草，催眠这么神奇，一定可以治好我的病。第二天我就找到了一个催眠师，约好时间兴致勃勃地跑了去，两个月一共做了六次催眠，不能说毫无效果，但效果真的不大，当初的一腔热情渐渐地冷却。

就这样我又一次陷入了绝望，我觉得这个问题是治不好的，吃药、心理咨询、催眠都做过了我还是依然如故。后来看到手术可以治疗，我又想做手术了，可网上的朋友大多数都不赞成我去做手术，我也犹豫，不敢去做。直到有一天在网上听到了东老师的录音，感觉再一次地看到了希望。在他那做了4个月的强化治疗，现在我生活得很快乐。回首自己的求治之路真的很辛苦，那么美好的青春时光都被强迫症耗费掉了。

这些看似无关紧要的担心，实实在在地出现在强迫症朋友的大脑里，并使我们感到切实的痛苦和焦虑。这就是强迫症——人间地狱。我们一直在追问，追问为什么我们会有这些烦人的想法？有些心理咨询师也在辛苦地挖掘原因，不断地问我们小时候的生活、经历、和父母的关系，虽然最后可能得到结论：这是因为我们小时候缺乏爱、缺乏安全感，或者是因为父母过度严厉，抑或是某次创伤性事件没有得到有效的处理，等等。虽然原因似乎找到了，我们当时也觉得有一些道理，或者心理有种终于找到了根本原因的豁然开朗感，但这一切都是短暂的，我们的强迫并未因此而得到些许的缓解，我们仍然不断地寻求，寻求解脱的良方。每次看到治疗强迫的信息都感觉又看到了希望，去尝试多种咨询，去做已经被传奇化了的催眠，认为催眠是灵丹妙药一定会药到病除，结果是一次次满怀希望地去，又一次次垂头丧气地归。我们的信心在一次又一次希望失望的考验中慢慢消亡。当我们了解到强迫症是由于大脑某些部位的功能改变或者脑神经递质的异常引起的，又增加了恐惧："我的大脑出了问题，这太可怕了。"于是开始吃药，一种药效果不理想，就加大药量或者再换一种药继续吃。可是由于药物的副作用，很多人没能坚持服用。就算我们坚持服药了，也会发现达到一定水平后就无法再进步，或者停药后恼人的强迫症又回来了。当看到有手术治疗强迫症后，觉得又看到了黎明的曙光，可高额的手术费用、无法预知的风险以及不能确定的效果，又使我们望而却步。如果你是一位已经强迫多年的朋友，那么上述的经历你可能都亲身体验过，或者正在经历中。值得庆幸的是，在你感到"山重水复疑无路"时，本书可能会给你带来新的希望和机会。

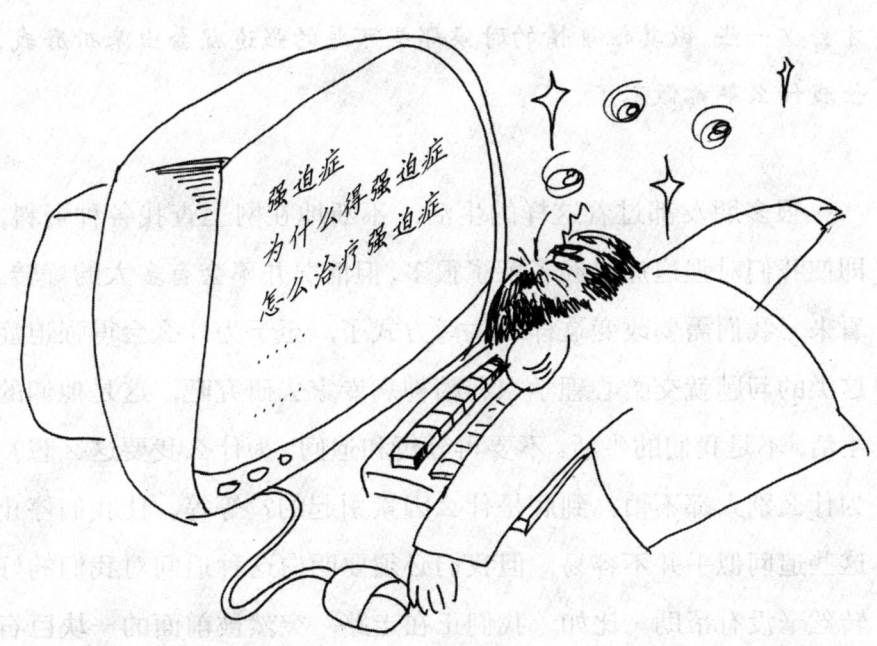

什么才是我们的生活

自从去年休学之后，我整天待在家里，生活越来越闭塞，基本上不和同学联系，也很少陪父母讲话。生活懒散而且人也很颓废，我除了吃饭和睡觉之外就是上网。而在网上除了打游戏也就是泡在那几个强迫症论坛里，或者和QQ群里的病友们聊天。这几乎成了我清醒时生活的全部。我每天夜里要两三点钟才离开网络，第二天的12点之后再起床，吃点东西之后就又开始上网。半年前，由于苦闷我学会了抽烟，现在边上网边抽烟，尤其是夜里抽得更多。我在网上到处查有什么新的治疗方法、了解为什么会得强迫症、强迫症到底是什么因素引起的、有没有人和我一样，等等。刚开始的时候父母还经常说我，让我早点睡，白天出去运动运动，后来也就渐渐地不再说我了。我想他们也很无奈吧，但我心里更是无奈，我也不想过这样的生活，只是在网上时我的痛苦才会少一些，做其他事情的时候那些可恶的强迫就会出来折磨我，使我什么事都做不了。

很多朋友都过着这样的生活，不断地在网上查找各种资料，即使我们对强迫症已经了解了很多，但情况并不会有多大的好转。看来，我们需要改变这样的生活方式了，至于为什么会得强迫症这类的问题就交给心理学家和精神病专家去研究吧，这是他们的生活，不是我们的生活。不要再分析和追问：为什么我要这么想？为什么别人都不怕？到底是什么因素引起的？等等。让我们停止这些追问似乎并不容易，但我们必须要明白这种追问对我们的好转丝毫没有帮助。比如，我们正在走路，突然被前面的一块巨石挡住了去路，这时我们不需要问：这块巨石为什么会在这？是什么时候来的？是谁或者什么力量把它弄来的？这块巨石是什么结构？是在哪一个地质年代形成的？为什么在那个地质年代会形成这样的石头？

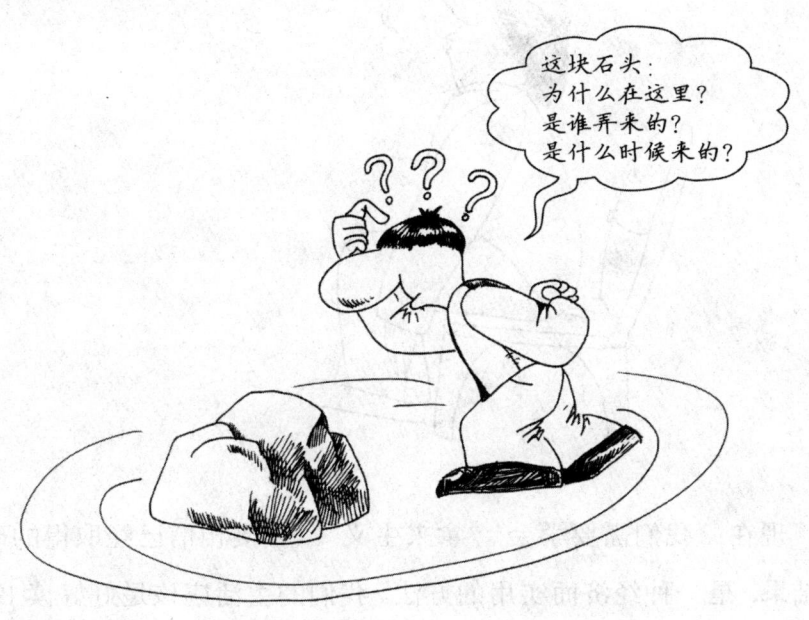

这些问题即使我们想一百年，即使我们全想明白了，这块巨石仍然还在我们面前，仍然阻挡着我们前进的脚步。此时，我们只需要记住三句话：第一句，我遇到了一块巨石；第二句，我需要把它挪开或者绕过它；第三句，继续前进。注意第二句，我们需要的仅仅是"挪开或者是绕过它"，而不是把它"消除"，不是让它在我们的视线里消失，这点非常非常重要。本书所提供的方法就是教我们如何"挪开或者绕过它"然后继续前进，记住是"挪开或绕过"而不是"消除"。当强迫袭来的时候，我们也只需要记住这三句话：第一句，我现在遭遇强迫了；第二句，那是强迫症的症状，不是我，不必和它纠缠；第三句，继续前进，做我该做的事情。

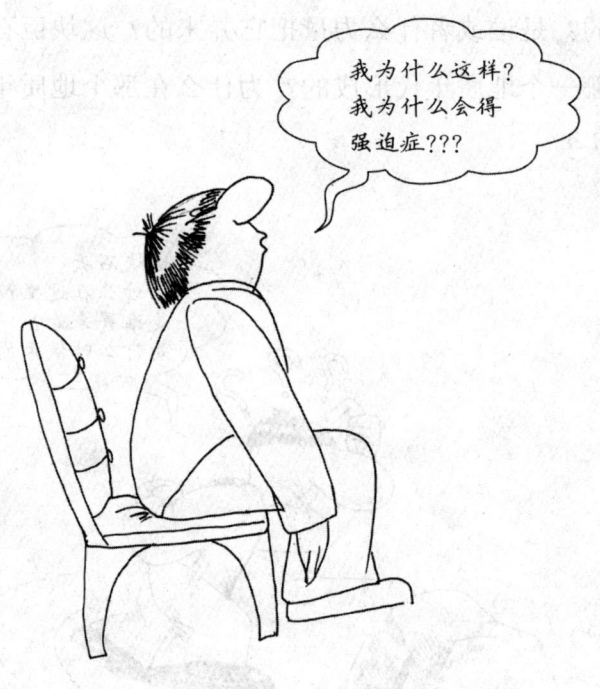

现在，我们需要学会"拿来主义"，直接相信已经取得的研究结果，是一种经济而实用的方法。我们的生活应该是好好读书，是努力工作，是陪父母聊天，是陪爱人和孩子看电视，是和朋友一起吃饭，是和朋友一起逛街，是和家人一起旅游，是一个人安静地发呆，是几个人茶余饭后的闲聊。这些才是我们的生活，而不是每天流浪于网络，去各个论坛发帖，一有时间就泡在QQ群里。虽然开始的时候，我们好像找到了归属——原来一直以为只有自己才会这么奇怪，只有自己才有这种怪毛病，我们好像找到了集体——不再孤独，可是随着时间的流逝，我们发现在网上并不能获得更多的实质性的帮助，而且耗费了大量的时间。如果你已经在网上几个月了，那建议你把所有自己认为有用的文章拷下来，然后离开网络，去过那种属于你自己的生活。心理学大师罗杰斯曾经说过"生活才是最根本的治疗。"记得有位网友也曾说过"黑暗，只是光明的不在；强迫，只是生活的不在"。所以，你应该好好去生活。

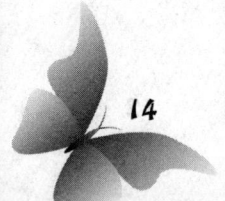

识别犯罪嫌疑人：确认强迫症状

犯罪嫌疑人的体貌特征及犯罪内容

我们现在需要把自己训练成为一名优秀的刑侦警察，迅速地发现并识别那些使我们焦虑和恐惧的、对我们的生活有破坏力的犯罪嫌疑人——强迫症。要想迅速并准确无误地确认这个犯罪嫌疑人，就必须牢记他的体貌特征和罪行。

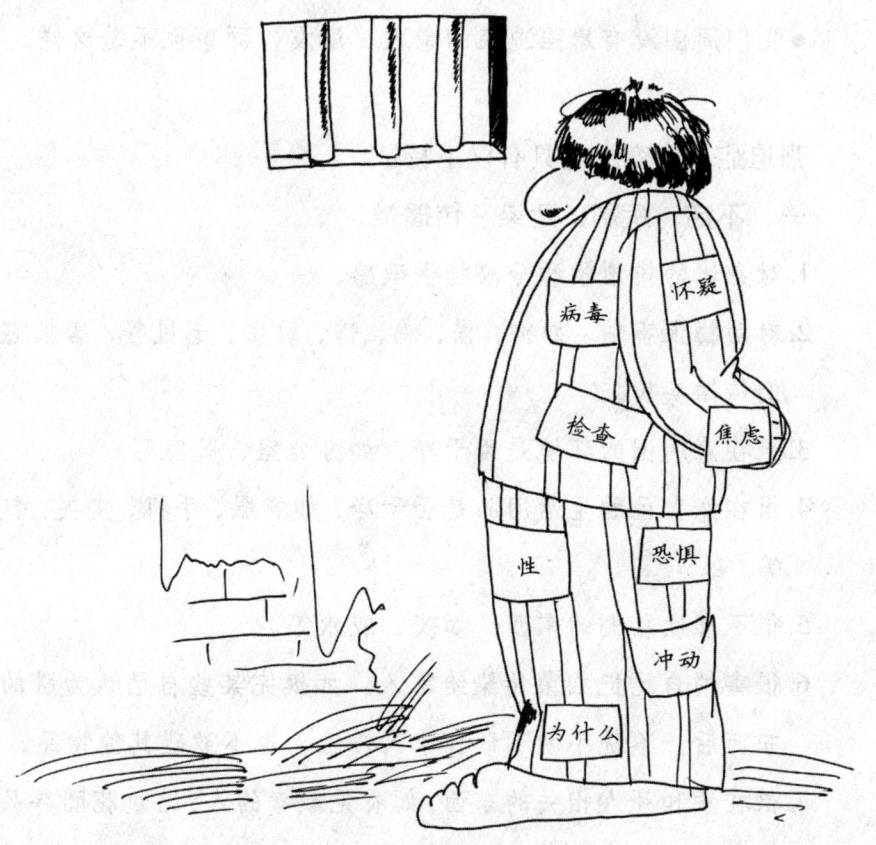

他的体貌特征（从形式来看强迫症具有的特征）和罪行（从内容来看强迫症具有的特征）分别如下：

强迫症在形式方面具备以下特征：

- 反复出现的、持久的想法、图像、冲动等。
- 能引起我们明显的焦虑、痛苦和恐惧。
- 这些想法、图像、冲动具有闯入性质，不是我们主动要去想的。
- 我们讨厌它们却无法不让它们出现，我们想摆脱却无力摆脱，想消除却无法消除。
- 这些想法、图像、冲动是我们自己头脑的产物，不是别人强加给我们的，也不是受什么超自然的外力所控制的。
- 我们在没有患强迫症之前不是这样。
- 我们周围没有患强迫症的亲人、朋友，同事也不是这样。

强迫症从内容上看具有以下特征：

一、不洁、疾病、污染、传播类

1. 对身体的排泄物和分泌物很敏感。
2. 对动物很害怕，如狗、猫、鸡、鸭、蚊虫、老鼠等，害怕它们传播疾病。
3. 很在意周围的环境是否干净，如办公室、卧室等。
4. 很在意自己的生活用品是否干净，如衣服、手机、皮夹、包等。
5. 很不喜欢黏稠的东西，如痰、胶水等。
6. 很害怕自己把细菌传染给家人，如摸完某些自己认为脏的东西后，不洗手就不敢和家人接触，也不敢碰其他物品。
7. 很在意和死人相关的东西，如看见戴孝的人、路过花圈葬品店等，不敢和参加过葬礼的人接触等。

8. 对某些疾病的病毒和传播非常恐惧，如艾滋病、狂犬病、性病、癌症、乙肝等。

9. 害怕在公共场所感染可怕的疾病，如公共厕所、医院、商场、公交车等。

10. 害怕某类金属、液体或粉末。

11. 害怕曾经和自己有过矛盾的人通过下毒等其他可怕的手段对自己进行报复（此点是指本人明知不可能但还是因反复地想到而恐惧，如自己不能确定是否可能或者坚信是可能的，请尽快到专业机构就诊或求助）。

由这类强迫观念引起的强迫行为和回避行为主要包括：洗手、洗澡、检查是否有伤口，是否有自己害怕的东西粘在身上；换衣服、洗衣服；用清水、肥皂、酒精、84消毒液擦洗自认为被污染的物品或者刚刚买回来的东西；对于认为无法处理的物品长期不用，不接触，或者干脆扔掉；回避某些可能引起焦虑的场合和避免去做相关的事情。

二、怀疑、检查、重复、询问类

1. 怀疑门窗是否关好、怀疑煤气或水龙头是否关好、怀疑各种电源是否关好等。

2. 怀疑走路时是否丢东西，离开一个地方是否落下东西。

3. 怀疑自己说话不清楚，别人听不明白；怀疑自己没有听清别人说的话或没有明确把握别人说话的真正意思。

4. 怀疑看过的文字不理解，或漏看了什么内容。

5. 怀疑计算错误、怀疑签名有误等。

6. 怀疑自己在不知道的时候做了或可能去做什么可怕的事情，如伤害别人、伤害自己、出丑、错拿别人的钱、银行卡或者其他重要东西等。

7. 害怕看见笔、纸或者电话、手机，担心自己会写下不好的字、词或打电话发短信给别人说些不好的话。

由这类强迫观念引起的强迫行为主要包括：反复检查、核对、重复做某些事情；反复询问别人以求确认和保证。

三、攻击、伤害、冲动、恐惧类

1. 看见尖锐的东西，害怕伤害自己或他人，如刀子、剪子、筷子、玻璃等。
2. 有暴力的冲动或图像，如骂人、打人、杀人、死亡等。
3. 害怕自己突然说出脏话，或侮辱别人的话。
4. 害怕做出尴尬的事，如在公共场合亲吻陌生异性或摸别人的屁股等。
5. 有种去做可怕的事的冲动，如开车撞树或撞人、从楼上跳下去、开会时拿杯子砸领导、杀死自己的孩子等。
6. 害怕自己必须为某些可怕的事承担责任，如火灾、被盗、亲人死亡、别人受到伤害或损失。

这类强迫观念主要引起检查和回避行为。

四、和性相关类

1. 有禁忌或者异常的性幻想、图像或冲动，如出现关于陌生人、家人或朋友的不合理的性幻想、图像或冲动等。
2. 对小孩有乱伦方面的性冲动，如对自己的小孩或他人的小孩进行性骚扰或不合理的性幻想等。
3. 有同性恋方面的想法，如我是同性恋吗、我会不会突然变成同性恋等。
4. 对别人有性侵犯的想法，如对陌生人、家人或者朋友出现性侵犯的念头或图像。

这类强迫观念可能引起的强迫行为包括：在头脑里用其他自己认为好的图像来替换不好的图像；祈祷；重复某些语言或行为；重复一些自责自罪的语言。

五、囤积，丢弃类

1. 不敢扔垃圾，害怕扔掉有用的东西。
2. 担心丢掉现在看起来不重要的东西，担心以后有一天可能会用到。
3. 担心某些东西会被自己的身体或衣服带到外界去。
4. 认为在外面看到的东西有价值、对自己可能有用或者和自己有关。

这类强迫观念可能引起的强迫行为和回避行为主要包括：扔之前仔细检查或扔东西之前撕碎一些东西；严重的会把扔过的东西捡回来检查或者从外面往家里捡东西；回避扔东西。

六、对称、整齐、精确类

1. 很多东西必须整齐，如书本、桌子上的物品等。
2. 鞋子、衣服、纽扣、头发、眼镜等必须对称。
3. 必须知道家里的每件东西都在什么位置，或者是否在原处等。

这类强迫观念可能引起的强迫行为主要包括：反复地摆放或整理物品。

七、宗教、道德类

1. 在经过寺庙、教堂时，出现冒犯或亵渎菩萨或神灵的念头等。
2. 过于在意对错和道德，如担心自己是否做了不该做的事或不道德的事，担心别人认为自己在说谎或者欺骗他人等。

八、迷信类

1. 某些数字"吉利"或"不吉利"，如4、带4的数字或日期、经过简单计算其结果等于4的数字等。
2. 某些颜色"吉利"或"不吉利"等。
3. 和某些特殊事件相关的字、词、物品、日期"吉利"或"不吉利"等。

这类强迫观念可能引起的强迫行为和回避行为主要包括：遇到这些情况时要重复正在做的事情，或者回避、不去做重要的事情，或者通过某些仪式行为进行中和。

九、穷思竭虑类

1. 反复思考1加1为什么等于2、人为什么会活着、大脑为什么能记住东西、人为什么会说话、人是如何思考的、碗为什么是用瓷做的等问题。

2. 看见一件事情会联想到很多事情，如看到轿车会想这么多车每天要烧多少油、全世界一共有多少油、还够烧多少年、这些油被烧完之后怎么办、如果用太阳能，那现在有多少太阳能汽车、为什么还没有、有没有人在研究、研究到什么程度了等，一直无限地联想和追问下去。

十、迟疑缓慢类

1. 对很多事情尤其是自认为重要的事情难以做决定，反复思虑难以取舍。如出门带多少钱、买什么样的衣服、把哪张钱付给收银员、选择哪一家健身房等。

2. 日常的行动十分缓慢，如穿衣服要几十分钟、吃一顿饭要几个小时等。

十一、其他类型

对身体某一器官或者部位的注意力固着；对声音的过度关注；对余光的过度关注；对呼吸和口水的过度关注；对说话的发音和口型以及身体姿势的过度关注等。

由于强迫症的表现各种各样，千变万化，差异明显，所以，你的情况也许并未包含于上述各类之中，如果是这样，你需要按照第一方面的特征进行判断。

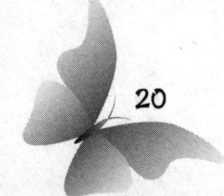

当我在马路上看到红色的液体就会感到恐惧，我会想这会不会是血液，万一是血液怎么办？万一这里面含有艾滋病毒怎么办？我会绕着这滩红色的液体看上半个小时甚至更长的时间，以确定它到底是不是血液。在十年之前就算真的看到血液，我也不会这么恐惧，现在我的家人也非常不理解我，他们看到这样红色的液体根本没有反应。

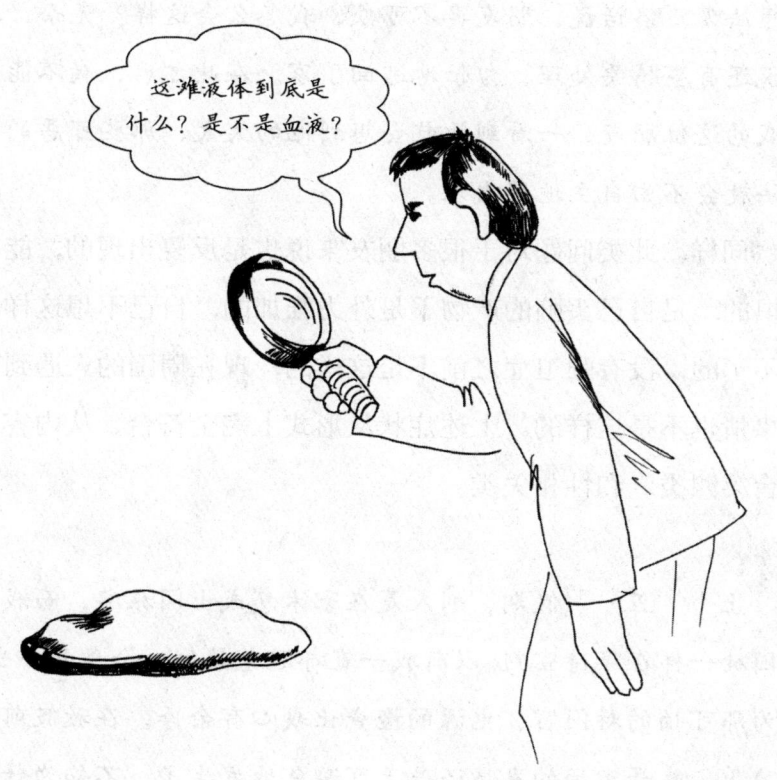

上次去商场买衣服，回家后发现衣服上隐约有红色的线头，我研究了很长时间，不能确定到底是什么，最后只好把这件新买的衣服扔掉。

此类问题对有洁癖的朋友来说应该是很熟悉的，是反复出现的，是能引起恐惧的，是自己头脑的产物不是外力强加的，是不想这样但控制不了的，没有强迫症之前不是这样的，现在周围的人遇到同样的事情也不是这样的。上述症状从形式上完全符合、从内容上也符合第一类：不洁、疾病、污染、传播类。由此可以明确判定这是强迫症的症状。

上周末去朋友家做客，在闲聊时，我突然对朋友的太太产生性幻想。之后他们都说了些什么我就听不见了，自己也不知道该说什么了，满脑子就是我怎么这么不道德呢？怎么会有这样龌龊的想法呢？俗话说：朋友妻不可欺，我怎么会这样？无奈，我只能说还有事情要处理，匆忙地逃回了家。在此之后，我不能再见到我的这位朋友，一看到他就会想到他的太太，那些可恶的下流想法就会不由自主地冒出来。

同样，此类问题对于很多朋友来说也是反复出现的，能引起恐惧的，是自己头脑的产物不是外力强加的，自己不想这样但控制不了的，没有强迫症之前不是这样的，现在周围的人遇到同样的事情也不是这样的。上述症状从形式上完全符合、从内容上也符合第四类：和性相关类。

上个"五一"假期，别人是在家休息或出门旅游，而我却像个囚徒一样在等待宣判。以前我一直都避免最后一个离开办公室，因为那可怕的对门窗、电源的检查让我心有余悸。在放假前的一个晚上，我最害怕的事情还是无可避免地发生了，不知为什么我成了最后一个离开办公室的人，尤其是接下来的几天没有人上班，这更让我恐惧异常。为了让那些痛苦的检查迟些开始，我找各种事情来做，以尽量拖延离开的时间。老婆打来三个电话问我怎么还没下班，我只好说公司加班要晚点回去。我知道这是愚蠢的行为，因为迟早都要离开，检查是避免不了的。可另外一个声音却在说，能拖就拖吧，现在不难受就行。就这样从五点半拖到了七点半。我先关掉电脑，反复确认电脑的电源是否关好了，之后又检查了其他同事的电脑电源。然后是关窗户，每一扇窗都锁两次，十分钟后终于把这些做完。最后一步就是锁门了，我把门锁上，然后推一下再拉一下，我把这叫做一轮，接下来又做了两轮，终于确定门没问题了。突然想到明天、后天、大后天都不会有人来公司，万一窗子没锁好丢了东西或者电源没关引起火灾那不就是我的责任吗？轻则被公司开除，重则要赔偿损失，还有可能被判刑，如果整个大楼都被烧了，那我就会被枪毙……想到这些，我出了一身冷汗，于是打开了门重新检查，每个窗户都推了一下，确定推不开才放心，每个电源又都看了一遍，然后又是锁门，三轮的检查。看起来到这里一切都可以结束了，但事情远没有看起来的这么简单。我真想把自己变成傻子，恨自己的大脑太会思考，这时又冒出一个想法：窗子第一次我已经锁好了，会不会在我刚才检查时推一把，却把已经锁好的窗户又推开了呢？这个想法一旦出现我就无法摆脱，必须去解决它。无奈，我痛苦地再次打开门，进行第三次检查，就这样我用了70分钟才离开公司。

　　对于反复检查的朋友来说这种情况很常见。从形式上看符合"反复出现的，能引起恐惧的，是自己头脑的产物不是外力强加

方法篇

识别犯罪嫌疑人：确认强迫症状

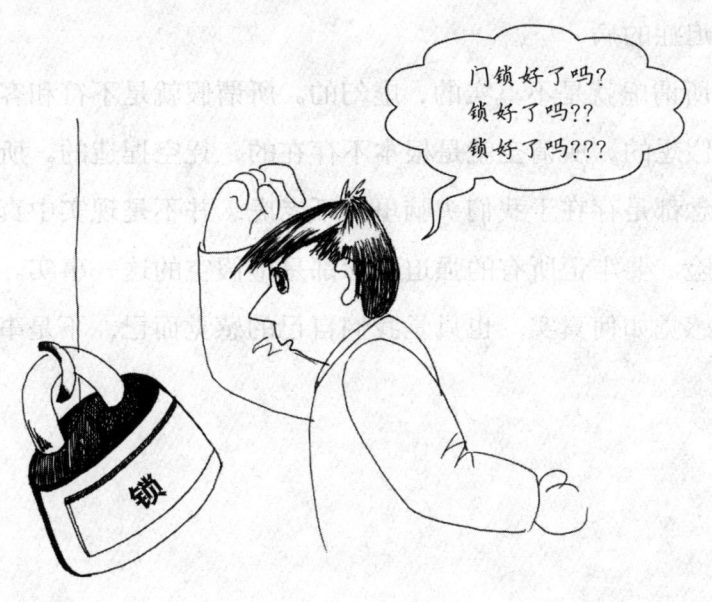

的，不想这样但控制不了的，没有强迫症之前不是这样的，现在周围的人遇到同样的事情也不是这样的"。从内容上看符合第二类：怀疑、检查、重复、询问类。

  有强迫症状的朋友对上面这些情况应该都很熟悉。根据我提供的强迫症的两方面特征，我们便可以确定它们就是犯罪嫌疑人，要对这些情况保持敏感和警觉，不能被强迫症牵着鼻子走。也许现在我们不能做到不理会这些，不能不被它们牵着鼻子走。因为它们看起来是那么真实，那么狡猾，总是很巧妙地抓住我们的"七寸"，使我们不得不屈服。但是，不要急，随着你继续阅读本书，就会越来越有能力来识别和逮捕它们了。

虚 假 空
——强迫症的本质

  强迫症看起来貌似真实，其实它是一种主观臆造出来的虚假空的东西。我们之所以会这样主观臆造，只是因为我们得了一种叫强迫症的病。

  所谓虚就是不真实的、虚幻的。所谓假就是不符和客观事实的、假想的。所谓空就是根本不存在的、凭空捏造的。所有的强迫观念都是存在于我们头脑里的纸老虎，并不是现实中真正存在的危险。要牢记所有的强迫观念都是虚假空的这一事实。不管我们的感觉如何真实，也只是我们自己的感觉而已，不是事实。

客观、中立、清醒的警察

"广州工博会"的展馆里人头攒动,本想好好地看看展览,谈谈业务,可大部分时间都被强迫症占了去。我总是担心自己没穿裤子,或者裤子会突然掉下来。想到当着这么多人的面,而且还有很多外国人,我要是没穿裤子那不是太丢人了。要是让外国人看见,那岂不是丢了中国人的脸。越想越紧张,每隔几分钟我就要低头看看裤子是否还在身上。我也不能完全地相信自己的眼睛,还得用手不断地提裤子,结果看什么都不能专心,一直想着裤子可别掉下来。当时也能意识到自己的强迫了,但还是没有办法控制。当我告诉自己这是强迫症在作怪时,另一个声音却对我说:还是小心点好,要是裤子真的掉了你可就丢人丢大了。没办法!虽然明知道是强迫,可还是担心万一没穿裤子就惨了。

从展览馆回来坐在家里我还在想,刚才看展会的时候我没有忘穿裤子吧,然后我低头看看自己的裤子是穿在身上的。我又想不会是我刚才回到家以后才穿上的吧,又开始努力地回忆我出门的时候到底穿没穿裤子。这样越想越乱,越想越紧张。开始回忆的几遍好像还能确定出门的时候我是穿了裤子的,可几遍之后就无法确定了,越想越感觉出门的时候可能没穿裤子。就这样想了一个晚上,心情变得很糟糕。

第二天早上醒来,我不再想昨天是否穿裤子的问题了,而是想会不会在看展览的时候裤子掉下来了而自己不知道。当时还有很多电视台的记者在录像,要是把我裤子掉下来的镜头录了下来,而且还在电视里播放了,那不是全国人民都看到我的丑态了吗?想到这里,我比昨天更加紧张,马上打开电视,找各个台的新闻看有没有我裤子掉下来的镜头。找了好久也没有找到。我又想要是播放了也是在昨天晚上播，今天肯定没有了。可我昨晚没看新闻啊，这下可麻烦大了，会不会已经播过了呢？实在没有办法，我就打电话给朋友，问他们昨天看到工博会的新闻没有。当然，我不好直接问看到我裤子掉下来没有。只能间接地问看到新闻没有，里面有什么好玩的事没有等。给几个朋友打了同样的电话，基本可以确定新闻里没有这个镜头，我心情才稍微好了一点。这个问题我又想了大半天的时间才慢慢地过去。

很多朋友都是这样，在意识到这是强迫症的时候仍然无法停下来。作为一名警察，我们不能不看到事实，不能主观臆想地去办案，更不能偏听偏信犯罪嫌疑人的自我辩解。不能把主观臆想当成事实，只对自己说这不是我，这是强迫观念，还远远不够。我们需要从客观、中立、清醒的角度去觉知它。我们需要看到现在的事实、没有强迫之前的我们和这么多年无效徒劳的强迫行为。

现在的事实是：我们确实把门锁好了；我们的手确实没有粘上艾滋病病毒；我们的车确实在马路上行驶，而没有撞向路边的行人。从前的我们是：锁好门就去上班了；碰过这些东西根本没有想过要洗手；计算一遍就上交报表了。无效徒劳的强迫行为是：三年来我们检查了几千次的门，没有哪次门真的没锁，这几千次的检查都是徒劳的。

以前我们只是用清水洗上几秒，也没有得什么病，后来我们只是用香皂和洗手液洗手，也是健康的，现在我们为什么要用酒精和84消毒液，为什么要洗好几分钟甚至十几分钟呢？是门锁出现问题了吗？是门锁的质量越来越差比以前不容易锁好了吗？是我们眼睛的视力出了问题还是我们的心里出了问题？既然门锁没有出问题，问题是在我们的心里，那我们就不必再去检查门锁了。是现在的环境越来越脏了吗？是我们的手比以前更容易粘到病毒和细菌了吗？难道手会分泌一种神奇的黏液吗？今天的商店比两年前的商店有更多的病毒还是我们的心里出现了问题？既然环境没有变化，是我们的心理变了，那我们就不要再去洗手了。确切地说，不是我们要检查，是我们的强迫症要检查；不是我们要洗手，是我们的强迫症要洗手。

尽管这么做了，但是我们的强迫观念并不会马上知难而退，它还会变着各种花样来骚扰我们。当我们对自己说："这不是我，这是强迫症"时，它会狡辩说："不，我不是强迫症，我是真的为你好，万一是真的你就麻烦了。"如果我们不能保持客观、中立、清醒的立场就很容易被强迫症骗了去，会认为真的是这样，真的很危险，还是小心一点为妙。就这样，强迫症又把我们拽进了泥潭。

强迫症之所以这么难以摆脱就是因为它出现的时候是如此的真实。我们需要从强迫症里跳出来，站在客观中立的第三者立场来看待它，看看它是否符合上面的特征，只要符合，不管是多么的真实，仍然是虚假空的。

开放的态度

我害怕黎明的到来，我不敢起床，一想到又要开始一天的强迫生活，我就感到恐惧。想着如何开楼下的门、如何开车门、如何开车、如何保证自己办公桌上的物品不被别人碰到，还有那些不可预料的突发情况，这些都使我感到紧张。昨天，一个同事去医院探望朋友，回来后一屁股斜坐在我的桌角上和大家说话。当时我就非常恐惧，觉得他刚从医院出来，他一定坐过医院的椅子，那他裤子上肯定粘有很多病毒和细菌。等他离开我的桌子后，我马上就去用肥皂把他接触过的地方擦了三遍。这样我仍然觉得不干净，不知道肥皂能否杀死医院里的病毒。于是，我又特意跑去药店买了酒精和棉球，回来趁大家不注意的时候把桌子角用酒精消了毒。下班回到家后，我把衣服脱下来放到一个塑料袋里，然后洗澡。那套衣服我以后估计是不敢再穿了，由于这类情况我已经扔了很多衣服了。我不知道今天又会遇到什么情况，真的不想起床，不想去上班。但是，躺在床上也同样使我痛苦，想到自己要这样过一辈子，我感到无助和绝望。

每到月末我就开始紧张，因为那些报表让我头痛。每个文档都要打开六次，每次计算都要反复三遍。打开一个文档时明明看到我需要的文档，但还是担心会不会打错了，不是这个文档。要是错了，那我下面的操作不都是错的了吗？于是，我关上，再打开。这样仍然不能确定，我就把所有的文件夹都关上。然后一步接着一步地顺次打开，比如，确定这是E盘，然后打开E盘，然后看准某某文件夹，再打开，再看准某某文件夹再打开，再看准某某文件再打开。就这样从最开始的某个盘一直到最底层的这个文件，每一步我都要认真地先进行确认，感觉准确无误后才能打开。如果在打开的过程中突然来个电话，或者某个同事和我说了一句话，我就记不得刚才打开的对不对了，还得全部关上再从头打开一遍。这不仅使我工作的效率很低，而且这个重复的过程，更会令我心力交瘁。不重复焦虑，重复还是焦虑。那种感觉就像心在被人撕扯着一样。

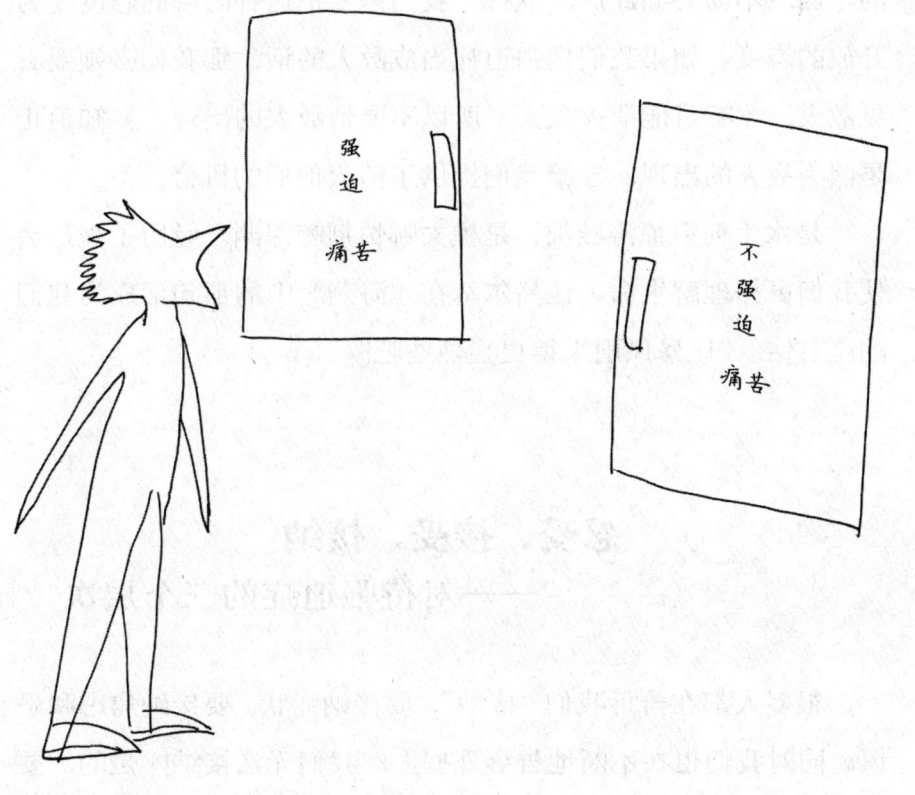

我们把这种情况叫做预期性焦虑，所谓预期性焦虑是指在我们还没有处于恐惧的环境时就开始出现预期的担心和恐惧。由于强迫观念首先让我们焦虑，而最初发展出来用以缓解强迫观念引发的焦虑的强迫行为最终也会变得使我们痛苦。所以，我们在还没有强迫之前就先感到害怕了。对于这个可恶的强迫症而言，我们越是怕什么，什么就越会出现。可见预期性焦虑非但无法阻止强迫的发生，反而会使强迫更加严重。我们就像兵临城下的哨卫，一直保持着高度警觉，由于害怕对方来偷袭，就一直处在防御状态。在这种状态下，一阵风吹过树叶的响声就会让我们心惊肉跳，以为是敌人来了。兔子从草地跑过的声音，也会让我们胆战心惊，就是所谓的"草木皆兵"。如果真的是两军打仗的时候，当然应该如此，可是我们的强迫并不是事实，只是主观臆想出来的虚假空的东西，不需要如此严阵以待。我们需要把这种防御的态度变为开放的态度。如果我们把强迫症当成敌人的话，那我们必须要看见敌人，才有可能消灭敌人，所以不要怕敌人的出现，要知道正是因为敌人的出现，才给我们提供了消灭他们的机会。

是水手何惧惊涛骇浪，是樵夫哪怕荆棘深渊。经历了强迫会使我们更加理解生命。让高尔基在《海燕》中的那句话成为我们的座右铭："让暴风雨来得更猛烈些吧！"

忍受、接受、接纳
——对待强迫症的三个层次

很多人都在告诉我们"接纳"，要接纳症状，要接纳焦虑和恐惧。同时我们也在不断地告诉那些人：我们无法接纳！是的，要做到接纳绝非易事，但我们却必须去接纳。自古华山一条路，我们别无选择！强迫让我们无处可逃，由于强迫思维具有闯入性，即在没有预知的情况下闯入我们的大脑。当我们意识到它的存在时，它已经作为事实发生了，已经是现在完成时了。所以，此时我们接纳也好不接纳也罢，都无法改变这个事实，它已经进入了我们的大脑。所以说接纳和不接纳结果都是一样，都是承认它的发生和存在。不会因为我们不接纳，它就不出现或者就消失。

因而面对强迫时，我们有三种选择——忍受、接受和接纳，这也是三个层次。忍受是被动的，是无奈的，是痛苦的。忍受的时候，我们可能自责，可能反抗，可能绝望，可能愤怒，可能流泪，但无论何种情绪，作为已经发生的事实，它都无法改变。接受是平等的，是抗争无效之后选择的放弃，是麻木的放任自流。因为没有了反抗、愤怒等情绪，我们的感觉可能比忍受好一点，但这还不是真正的平静，而是无奈的沉默。接纳是主动的，是开放的，是允许的，是宽容的。也许你会说不可能，对那些可恶的念头我绝对做不到！别急，先冷静一下，回头看看前面的文字，你会发现无论你做何选择，已经发生的事实都不会改变。

也许你会哭着说："我真的无法接受，我太痛苦了！"你说的肯定是真心话，你此刻的痛苦也很能让人理解。让我们一起来看看，就在你流着眼泪哽咽地说这句话时，你的强迫有没有因此而消失，你不还是把它承受下来了吗？既然无论如何选择都要把它承受下来，那么我们是选择哭泣着承受——忍受，无奈地承受——接受，还是微笑着承受——接纳呢？

我想此刻你心中已经有了答案。再举一个例子，假如我们失恋了，我们说，"我不能接纳失恋的打击。"请问，会因为你这么说，这个打击就不存在了吗？在你说不能接纳的同时不还是承受了吗？如果你一直这么说，你就需要花更长的时间从痛苦中走出来，如果你微笑着承受它——接纳，那么你就能在更短的时间里走出来。心态是可以选择的，当事实无法改变时，我们可以选择流泪，也可以选择微笑。同样，我们可以选择强迫，也可以选择不强迫。

昨天开会的时候，我无意间听到马路上车子的喇叭声。心情马上就烦躁起来。我提醒自己要专心开会，不要去关注那些无意义的声音。可越是这样提醒自己，声音对我的干扰就越大，而且头也开始疼起来。别人在说什么我根本没有听进去。我一直在想：这些司机素质怎么这么差呢，不是已经有禁鸣的规定了吗，他们为什么还按喇叭？交警都在干嘛，对这些人应该重罚。为什么我们的办公室偏偏在2楼，如果在20楼不就听不到这些声音了吗？转而又想：听到这些声音很正常啊，为什么别人都没有反应,我却这么敏感这么在意呢?越想越烦,越想越恨。恨司机的素质低,恨自己没用,恨自己就是一个傻瓜、一个蠢货,一点用都没有。

  要知道,如此自责和愤怒除了让我们的心情更加糟糕之外,别的一无所获。试着学会心平气和地接纳。当然,做到这一点确实不容易。强迫症只是一种病而已,不必如此恨它。每个人都会得病的,只是有的人得了阑尾炎,有的人得了高血压,有的人得了胆结石,而我得了强迫症而已。如果我们得了阑尾炎或者胆结石,也会如此痛恨和愤怒吗?也许不会吧。其实都是病,都只是身体的某个部位发生了某些变化而已。与其无用地愤怒自责,不如微笑着接纳。

  心理学实验已经证明,抵制和反抗,不但无效反而会适得其反。科学实验得出的结果证明:"排斥"时强迫观念出现的频率是"接纳"时的两倍!心理学家找来一批强迫症朋友,今天让他们努力排斥和抵抗,明天让他们试着去接纳,如此每天交替采用不同的态度,并记录每天强迫观念出现的次数。结果显示,"排斥"时强迫观念出现的频率平均是"接纳"时的两倍。

  另外一次实验揭示了"接纳"更深远的意义和效果。实验证实:一个强迫观念在我们完全觉知的状态下反复出现 500 次之后就会逐渐减少,最后消失。由此看来,这个"接纳"是一个治本的方法。这里所谓的完全觉知是指我们站在客观、中立、清醒的旁观者立场,对强迫观念不害怕、不分析、不回答、不解决、不做任何控制和缓解的行为。这里要注意一点,什么是要接纳的,什么是不能接纳的。这里要接纳的是强迫观念,而不是强迫行为,强迫行为是需要坚决阻止和抵制的。

焦 虑 仍 在

接纳了这些强迫观念，我们的感觉会稍微好一点，但焦虑并不会马上消失。那种焦虑不安、别扭、难受、恐惧的感觉仍然包围着我们，此时我们对这种焦虑仍然要采取接纳的态度。

今晚吃饭的时候，手里拿着筷子，那个想要刺向自己眼睛的念头如期而至。开始有些慌乱，担心自己失去控制，真拿筷子把自己的眼睛扎瞎了。这样不仅自己的眼睛毁了，而且别人还得认为我是精神病。我试图让自己先平静一下，按照上面强迫症的特征，看看它是不是强迫症的症状：反复出现，让我恐惧，无法驱除，是我自己的不是外界强加给我的，我得强迫症之前不会这么想，家人现在正在吃饭，也没有对筷子如此恐惧。这些症状形式上的特征全部符合，内容上符合伤害、攻击、冲动类，很显然是

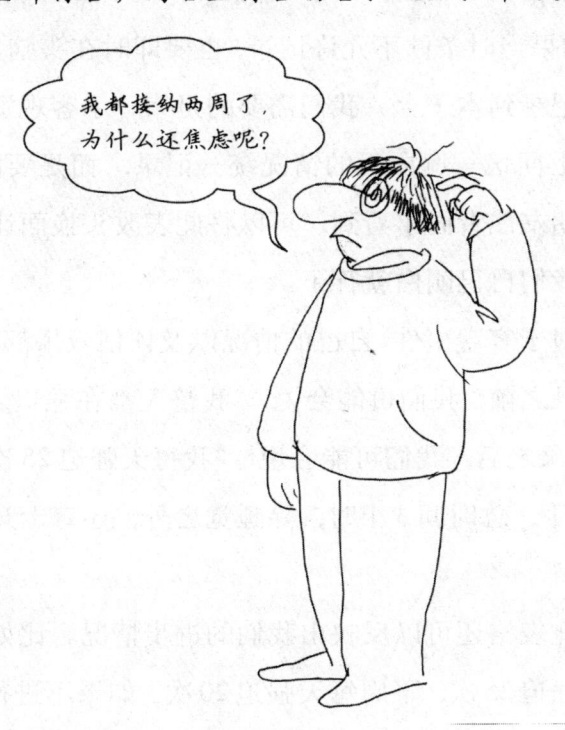

方法篇

识别犯罪嫌疑人：确认强迫症状

强迫症在捣乱，不是真实的我。确切地说，是强迫症让我有这样的冲动和恐惧，而强迫症都是虚假空的，我不必管它，继续吃饭。虽然我这样做了，但心里还是不踏实，总觉得不够安全。我虽然已经学会了识别犯罪嫌疑人，但恐惧还在。

很多朋友都遇到过这样的情况，不过没关系，只要我们坚持去做，焦虑和恐惧就会越来越少，并最终消失。我们现在的目的不是让焦虑和恐惧马上消失，而是学会用正确的方法和态度来对待强迫症，我们要做好和焦虑共处一段时间的准备。关于如何面对焦虑和恐惧，本书后面还有更详细的论述。

记录嫌疑人的行踪

想要提高我们的办案效率，提高我们对强迫症这个犯罪嫌疑人的识辨和抓获能力，及时、如实地记录它们是非常必要的。做记录将是一个长期的过程，要求我们在每一次强迫出现时都要及时地记录。如果当时条件不允许记录，也要即时在头脑里记录，之后再及时地记录到本子上。我们需要的是第一手客观资料，所以不要每天晚上回忆一遍白天的情况统一记录，而是要随时记录。如果担心被朋友或者同事看到，可以将此表改头换面让别人看不明白，只要我们自己明白就行了。

此记录对于客观事件、自己的情况以及评估效果都至关重要，在没有做记录之前，我们可能会说："我整天都在强迫之中，非常痛苦。"在记录之后，我们可能会说："我每天强迫25次，痛苦程度在80分以下，总时间3小时，除睡觉之外，还有十几个小时是没有强迫的。"

另外，此表格还可以反映出我们的进步情况。比如，这周我们平均每天强迫25次，下周每天强迫20次。如果不进行记录，我

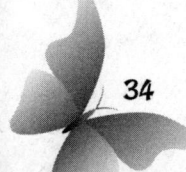

们可能很难发现这个进步。同样，对某一固定物品的恐惧程度，这周可能最高值是80分，下周变成了70分，如果不记录，我们也很难发现这种进步，我们就可能会说："我没有什么进步，接触这个东西我仍然很恐惧。"如果我们这样对自己说了，那继续自助的信心就会大打折扣，认为这样做是徒劳的，而事实上我们已经有了10分的进步。如果每周都有10分的进步，那么对于这个80分的恐惧，7个星期后我们就能把它解决掉，这实际上并不慢。

那个著名的"半杯水的例子"不正是表达了这样的观点吗？消极的人看到已经有半杯是空的了，积极的人看到还有半杯没空，这就是角度和心态的问题。我们会发现自己的问题就出现在这里，别人看到的是万分之九千九百九十九，而我们看到的却总是那万分之一。就像别人看到了半杯水，而我们却总是看到了半杯子空的。看来改变这个角度正是我们需要的。这绝不是自欺欺人，也不是自我安慰，看到并记录这样点滴的进步，是我们持续好转的动力，是增加我们信心和勇气的良方，而信心和勇气正是我们痊愈的基本前提，这对疗效至关重要。你相信你能好，那么你就一定能好！你有勇气去做去尝试，你也一定能好！

附：强迫症状自我记录表（前面两行是示例。把你自己的情况记录在下面的空白表格里）

时间	情境	强迫思维	情绪（0～100分）	强迫行为或回避行为	持续时间或遍数
8:00	刷完牙	刷牙杯子没放好	焦虑50	反复放	6遍
10:00	上公共厕所	水龙头上是否有艾滋病毒	恐惧80	不用水龙头洗手	

当庭审判

理论模型

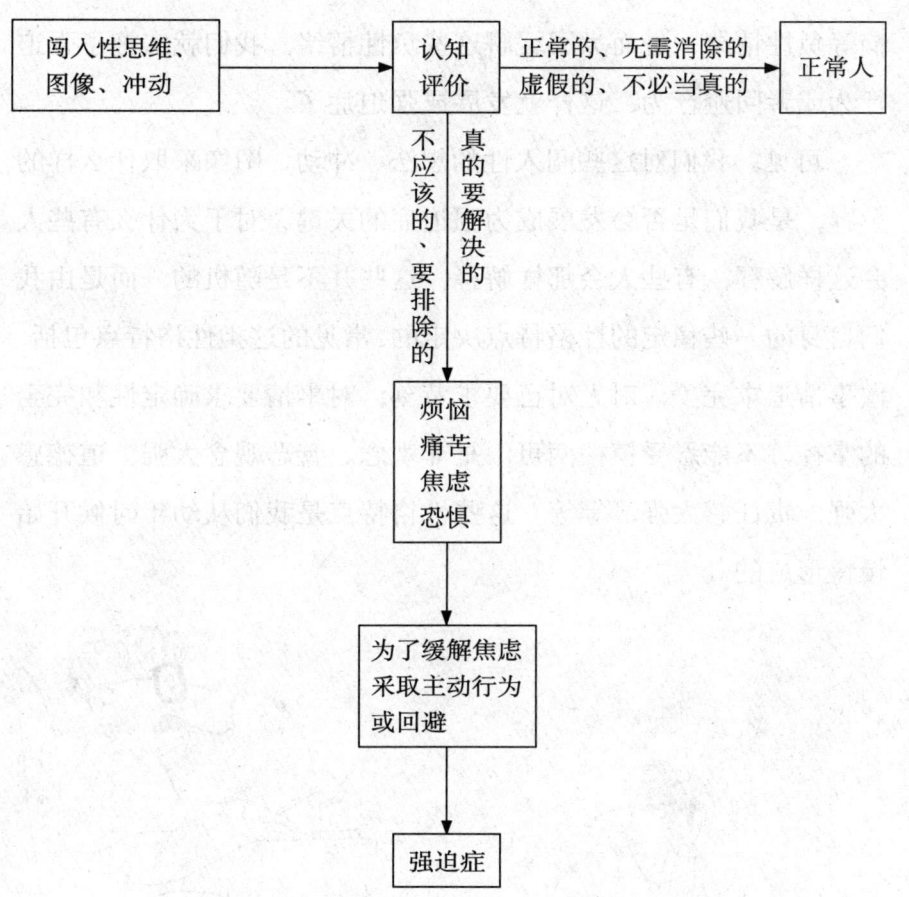

由上面的模型可以发现，闯入性的想法、冲动和图像，并不是导致强迫症的根本原因。研究者发现，90%没有强迫症的正常人也有这些闯入性的想法、冲动和图像。

这些闯入性想法是否会发展成为强迫思维，决定性因素是看我们如何评价它们——这些评价引发的情绪以及随后采取的处理这些情绪的行为。如果我们对这些闯入性思维的评价是正常的、人人都可能出现，是干扰性的，是无意义的，是不必当真也不需要处理的，那我们就不会产生负面的情绪，就不会实施什么强迫行为和回避行为，也就不会发展成为强迫症了。相反，如果我们的评价是不应该出现的，是不正常的，是不好的，是不道德的，是真的，是应该消除的，那么我们就会产生焦虑、恐惧、痛苦、烦恼等负性情绪，进而为了缓解这些负性情绪，我们就实施了强迫行为或者回避行为，这样就发展成强迫症了。

可见，我们对这些闯入性的想法、冲动、图像采取什么样的解释，是我们是否会发展成为强迫症的关键。对于为什么有些人会这样解释，有些人会那样解释，这些并不是随机的，而是由我们自身的一些稳定的性格特点决定的。常见的这类性格特点包括：做事情追求完美；对人对己要求苛刻；对事情要求确定性和完全的掌控，不能忍受模棱两可；是非观念、善恶观念太强；道德感太强；责任感太强，等等。这些性格特点是我们从幼年时候开始慢慢形成的。

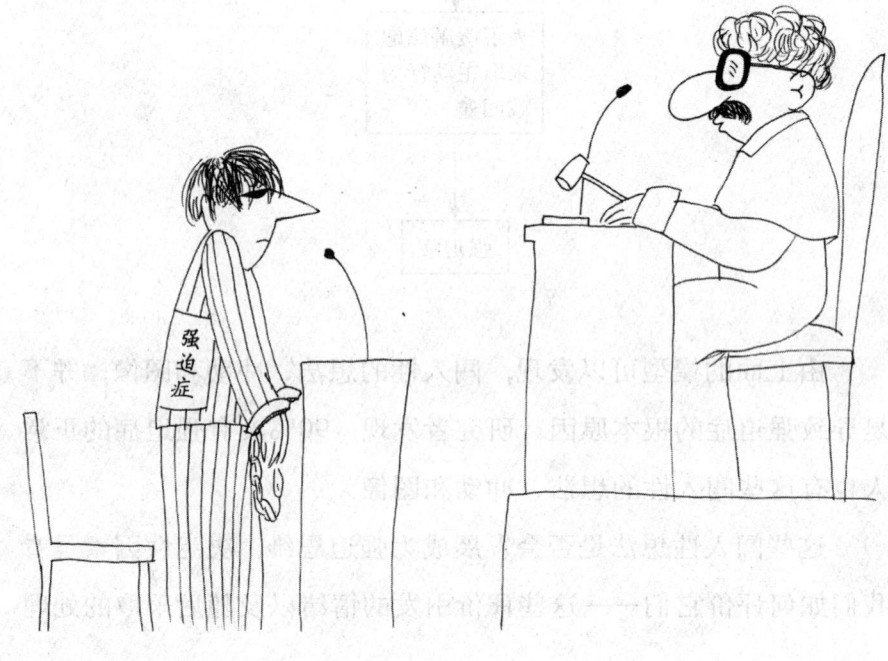

想要摆脱强迫的困扰，就需要我们改变对这些闯入性想法、图像和冲动的解释和评价。下面的当庭审判过程就是帮助我们认识到这些强迫观念虚假空的本质，以及为什么不需要去抵制和斗争，更不需要通过强迫行为来缓解焦虑的道理。

当 庭 审 判

强迫症第一宗罪：过高评估危险罪

强迫症这个犯罪嫌疑人的第一宗罪就是过高地评估了环境的危险性。即使在没有任何信息和线索证明环境是危险的时候，强迫症仍然让我们觉得环境是危险的，并且要求我们通过某种方式来减低这种危险，也就是要求我们实施强迫行为或者逃避行为。

审判工具一：序列事件概率分析

我们强迫症朋友基本都是在出现一个担心后，就直接想到了最严重的后果，然后就开始焦虑和恐惧。事实上，如果这个最严重的后果真的发生了，那么不仅我们强迫症朋友会恐惧，我想每一个正常人都会恐惧。想想，有谁真的不怕死呢？有谁真的不怕艾滋病呢？有谁真的不怕狂犬病呢？有谁不怕自己的房子着火呢？有谁不怕坐牢呢？有谁不怕别人说自己道德或者人品有问题呢？其实，这些最严重的后果，谁都怕。这样看来，我们怕这些最严重的后果并没有问题，问题在于没有强迫的朋友能够清晰地知道这些最严重后果发生的可能性有多大，或者说他们知道这些都是不太可能发生的。不是说他们不怕这些最严重的后果，而是他们知道这些不太可能发生。我们有强迫的朋友却不能很好地判断这种可能性。比如说，有谁不怕出门被车撞呢？大家都怕，哪个不怕的你让他主动去撞车试试看。谁都怕，只是大家都很清楚被车撞的可能性不大，所以每天都安心地在路上走。

我们现在需要做的就是，当想到最严重的后果时，先不要害怕，而是先看看这种最严重的后果发生的可能性有多大。一个最严重的后果真的发生必须满足一系列的条件，也就是说，在这个最严重的后果真的发生之前需要一系列的连续事件都真的发生才行。只要其中有一个序列事件不能发生，那么最终的可怕结果就不会发生。

比如说，担心睡宾馆的床会感染艾滋病，这个可怕的、最严重的后果真的发生至少需要同时满足以下的这些条件，若其中的任何一个事件不发生，我们所担心的结果就肯定不会出现。

1前面一位客人客人正好是艾滋病患者或者是艾滋病毒携带者×2宾馆的服务人员在你入住之前没有更换床单×3床单上留有足够多的含有艾滋病病毒的血液或者体液×4在这些血液和体液留下几分钟之内你就躺在床上了×5你没有看到这些足够多的血液和体液×6你的身上有明显的大伤口×7你自己不知道自己身上有伤口×8你的伤口正好和这些体液和血液充分接触了＝你可能被感染艾滋病。

这样就很清楚了，只有这8个连续事件都同时发生，你才有可能被感染艾滋病。而这8个事件同时发生的可能性是0，所以你根本不必担心。

今天坐公共汽车回来时正好有空位置，我坐之前担心位置上有针头，如果这个针头上有艾滋病的血液，那扎到我，我不就感染艾滋病了吗？所以，我认真地看了三遍之后才敢坐下。

所谓基本的概率就是在所有人群中某件事情发生的可能性有多大。它告诉我们通常情况下某件事情真实发生的概率。

我们很难直接证明公交车的位置上永远不会有针头，但我们

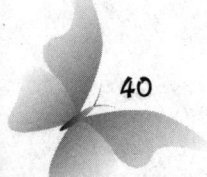

可以通过常识去推断这种可能性有多大。想想我国每天有多少人坐公共汽车，保守估计每天至少有1000万人次坐公共汽车，那么一年至少有30亿人次，就算这个概率是万分之一的话，每年因为坐公共汽车而感染艾滋病的人数就会有30万。这个数字显然是不合理的，我国目前每年感染的人数也就10万左右，显然我们估计的万分之一的概率太高了。那么就算是一百万分之一，每年也有3000人因为坐公共汽车而感染艾滋病。这个数字也是很大的，如果真是这样的话，国家一定会把乘坐公交车列为艾滋病的感染途径之一，事实上并没有。我们姑且认为这个概率就是一百万分之一，那么就算我们每天都乘坐公共汽车，也需要连续乘坐2739年，才有可能被感染一次。所以，我们根本不必在意这个事情。况且，至今为止还没有任何一个报道说有人因为乘坐公共汽车被针头扎到而感染艾滋病的。

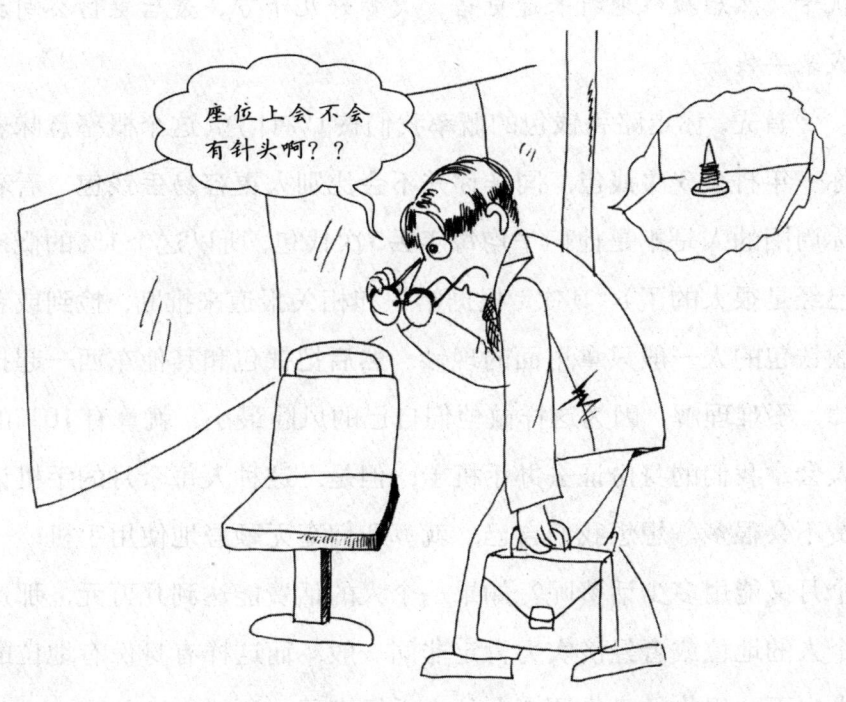

换一个角度来计算：公交车座位上有针头的概率是1/100，这个概率就意味着每三辆大巴上就会有一个位置上有针头，或者每七辆小巴士上就会有一个位置上有针头，显然不会有这么高的概率。我们姑且认为有这么高的概率，而针头上有血的概率我们认为是一半，就是50%，血又是艾滋病人的血的概率是1/1000(这个概率按全国有130万艾滋病人及艾滋病毒携带者计算，事实上大概只有不到80万)，这样算来你被感染的概率只有1/100 × 50% × 1/1000 = 5/1000000。按照这个概率，你连续每天乘坐公共汽车，548年才有可能被感染一次。

事实上根据艾滋病的传染途径来看，这些方式被感染的概率都是0，根本没有必要担心的。

我担心走路的时候钱包丢了，别人拿着我的身份证去办张手机卡，然后疯狂地打长途电话，欠费好几十万，最后电信公司找我来要钱。

首先，你走路丢钱包的概率我们按1%计算（这个概率意味着你一年将丢3次钱包，同样你并不会比别人更容易丢钱包，看看你周围的人是不是他们平均每年丢3次钱包，所以这个1%的概率已经是很大的了）。其次，根据常识和相关报道来推断，捡到或者偷钱包的人一般只拿里面的现钞，然后把钱包和其他东西一起扔掉。不难理解，因为这样做他们自己的风险最小。就算有10%的人会拿我们的身份证去办手机卡，但是，这种人每个月的手机话费不会很多。想想我们自己，就算我们毫无顾忌地使用手机，一个月又能用多少话费呢？如果一个人的话费能达到几万元，那这个人的地位或者经济实力肯定非同一般，而这样有身份有地位的人也不会用你的身份证去办什么手机卡了。所以，这些人一个月话费能超过万元的概率不会超过1/1000。如此算来，你这个担心最终发生的可能性最多只有1% × 10% × 1/1000=1/1000000，即百万分之一的可能性。

从科学的概率论角度来讲，概率等于或小于万分之五的事件称为小概率事件，其统计学意义是小概率事件在一次随机试验中不可能发生。

可能遇到的问题一：
我就是那个"万一"怎么办？

几乎所有的朋友仅仅通过这样的概率分析还是很难释怀，因为强迫症这个犯罪嫌疑人总是牵着我们的鼻子走向极端。没关系，只要我们足够平静，足够耐心，戳穿强迫症的本来面目并不困难。就算这么分析了，最终也发现真的发生最严重后果的可能性是百万分之一，那如果我正好就是那一百万里的那一个怎么办？只要发生了对我来讲那不就是百分之百了吗？是的，这个逻辑也并没有错。但是，这种百分之百仍然只是一种可能性而已，不是肯定会发生的。这种可能性的发生需要前面满足一系列的"万一"。也就是说，你要成为这个"万一"需要一系列前提，就是之前一系列的"万一"都真的发生了。根据前面的基本概率分析，这个"万一"需要几百年甚至几千年才会发生一次，而有些是根本不会发生的。也就是说，需要几千年，你才有机会成为一次那个"万一"，而且很多情况下你永远都不可能成为那个"万一"。

我们和其他人是一样的，如果这个"万一"真的存在，那么对我们和对其他人发生的可能性是一样的。没有理由我们比别人更容易发生"万一"。看看其他人是否发生过我们"担心"的这个"万一"呢？有人因为用公共厕所、住宾馆、踩到红色的液体而感染上艾滋病吗？所以，这个"万一"完全是我们自己主观虚构的。要学会把"万一"当成是强迫症的一个信号，我们之所以经常被这个"万一"所困扰，就是因为我们有强迫症。下次再出现"万一"的时候，要告诉自己：正是因为我有强迫症才想到这个"万一"，这是强迫症的症状，是虚假空的。

对于这个"万一"是否需要如此去担心，可以参考下面的审判二：成本效益分析。

可能遇到的问题二：

另外有些朋友会说："你让我忽略'万一'的发生，生活在那'万分之九千九百九十九'里。那买彩票中奖也是'万一'，也是小概率事件，为什么还有那么多人买呢？你为什么不让他们放弃对'万一'的追求，生活在那'万分之九千九百九十'里，而从此不再买彩票呢？"这个问题看起来非常有道理，似乎也难以反驳。但是，我们忽略了一个问题，就是关注这个万一对我们本身有什么样的影响。如果一个人因为买彩票，每天无法正常工作和生活，上班的时候无法集中精力工作，脑子里一直想着今天买的彩票会不会中500万，以至于工作效率下降，吃饭也不知道滋味了，脑子里整天充斥着中奖的事情，那么很显然，这个人也同样需要心理咨询了。关键的是那些买彩票的人，虽然也在关注小概率的事情，但他们的这种关注并没有影响到他们的正常工作和生活，而我们强迫症朋友关注的小概率事情已经严重地影响了正常工作、学习和生活。如果我们也像买彩票的人一样，并没有因此而受到什么影响的话，那么也不需要咨询了。

附：序列事件概率分析表（把每一个概率事件写在左面，然后在右面估计出此事件发生的概率，最后，算出我们担心的最可怕的后果真正发生的概率）

序列事件	发生的概率
	$P_1 =$
	$P_2 =$
	$P_3 =$
	$P_4 =$
	$P_5 =$
	$P_6 =$
最终的概率 = $P_1 \times P_2 \times P_3 \times P_4 \times P_5 \times P_6 \times \cdots\cdots =$	

审判工具二：成本－效益分析

对于一些想法，我们需要学着"实用主义"一点，或者"功利主义"一点。就是说，一个想法有可能是对的，但这样的想法只会带给我们坏处，或者说带给我们的坏处远远大于带给我们的好处，对于这样的想法是需要放弃的，应该去选择那些能带给我们更多好处的想法。一个简单易行的方法就是对我们的想法或担心进行成本－效益分析。通俗地说，我们选择想法就要像做生意一样，应该去选择那些能挣钱的生意去做，而不是选择那些赔钱的生意去做。首先把我们的想法写下来，然后分别写出这样想的好处与坏处。

比如：如果我使用了公共厕所，我会是那个"万一"。

效益（好处）	成本（坏处）
1.我不使用公共厕所，我就不会感染艾滋病。	1.我焦虑。 2.我不能和别人一样在外面使用公共厕所。 3.我自尊降低，因为我觉得自己和别人不一样。 4.我孤独，因为我不能和朋友在一起吃饭或者唱歌，因为我不敢用那些地方的厕所，朋友联系得越来越少。 5.不能正常地生活。
效益（好处）占10%	成本（坏处）占90%

如果好处和坏处加起来总共是100的话，那么这个想法的好处占百分之多少、坏处占百分之多少呢？好处可能只占10%，坏处却占了90%。很显然，这是一个赔本的买卖，不能再继续做下去了。

可能遇到的问题三：

当然，很多朋友会这样认为，和我的健康以及死亡相比，焦虑、孤独、自尊都算不了什么。所以，这个想法的好处是95%，坏处是5%。这样看来，是一个挣钱的买卖，我应该继续做下去。是的，一点都没错，和我们的健康及死亡相比，焦虑、孤独和自尊都算不了什么。可问题在于，这么想的好处是一个不确定的收益，而坏处却是一个实实在在的、看得见摸得着的付出。也就是说，我们在不断地付出，以为会有收益，实际上却一直看不到收益，而付出却在不断地增加着。

从另一个角度来看：周围的人有着和我们相同的收益，但却没有付出和我们相同的成本。其他的人也在正常地使用公共厕所，也没有因此而得上艾滋病。这样看来，他们和我们所得到的收益是一样的，但他们并没有付出焦虑、孤独和低自尊的成本。如果我们担心大家现在虽然都没被感染，但是不代表以后不被感染啊，那就请看看现在七八十岁的老人，他们一辈子都在这样活，到现在不也没有感染艾滋病吗？这样看来，他们和我们所得到的收益是一样的，但他们并没有付出焦虑、孤独、低自尊和无法正常生活的成本。就好像大家都可以轻而易举地得到一万元，别人什么都没做、什么都没付出就得到了这一万元钱，而我们却付出了很多很多的成本才得到这一万元钱。这样看来，我们仍然是在做赔本的买卖，还是不能继续做下去的，应该放弃这个想法的。

可能遇到的问题四：

有些朋友还会反驳说："我的收益不是不确定的，也许正是因为我一直不用公共厕所，所以现在才没有得病；如果我以前用了，可能我早就得病了呢？这样看来，我的收益是非常确定的，我所付出的成本也是非常值得的啊。"这看起来又是非常有道理的，似乎是不可反驳的。强迫症总是这样会从各个角度来折磨我们，让我们永远都觉得它是真的，它是真的为我们好才这样的，所以我们才一直无法摆脱它。这个问题也不难解决，看看我们的父辈或者祖父辈，看看那些七八十岁仍然健在的老人，他们一辈子也没有怕过公共厕所，也没有怕这怕那，至今不仍然健康地活着吗？他们也没有因此而得什么病啊！数以万计、数以亿计的人都是这样生活的，不都没有因此而生病吗？所以，这种收益是确定的想法还是站不住脚的。

可能遇到的问题五：

有些朋友又会说："他们是他们，别人是别人，我是我，我和他们不一样，所以我不能用公共厕所。"是的，你是你，你是一个独立唯一的个体，你有着和别人不同的经历和思想。但不要忘记，你是一个人,你和其他的称为人的高等动物有着无法否定的共性:你和其他人有着相同的躯体结构,有着相同的免疫系统,你不比别人的免疫能力差,你不比别人的抵抗能力差,你不比别人适应环境的能力差,你所处的外界环境不比别人的危险,你用的公共厕所不比别人用的更脏,你摸的钱不比别人摸的钱更危险,等等。这些方面你和别人都是一样的,那么别人都没有问题,你也不会有问题。别人可以这样正常地生活,你也可以这样正常地生活。

再看看,如果我们换一个想法,成本和效益又各是多少了呢?

比如: 如果我使用公共厕所,我可能不会感染艾滋病。

效益(好处)	成本(坏处)
1.自尊增加,因为可以正常地生活。 2.不再孤独,因为可以和朋友正常地交往。 3.能做更多的事情,生活更有意义。 4.慢慢的,我会开心快乐起来。	1.使用公共厕所时我会很焦虑。
效益(好处)占80%	成本(坏处)占20%

如果所有的好处和坏处加起来是100,那么这个想法的好处和坏处各占多少呢?很显然好处远远多于坏处。只要我们坚持这个想法,并且这样去做,坏处就会慢慢消失,而好处会越来越多。

有些朋友会说:"我根本不需要做这样的成本效益分析,我很清楚地知道它是不合理的,没有任何收益,但我就是控制不住地会这样想,这样回避。"这看起来确实是一个事实,但仍然经不起推敲,我们不会真正去做赔本的生意。仔细想想肯定会发现这些想法和行为是有好处的。最有可能的收益就是这样想或者这样做,可以使我们不那么焦虑。但这些收益都是暂时的,从长远来看它会使我们的焦虑越来越严重。

附：成本－效益分析表（首先把我们的一个想法或行为写在表格的最上面，然后分析这个想法或行为的成本和效益，最后评估一下成本占多少、效益占多少）

效益（好处）	成本（坏处）
1.	1.
2.	2.
3.	3.
效益（好处）占：	成本（坏处）占：

强迫症第二宗罪：追求完美罪

追求完美也许是每一位强迫症朋友都熟悉的性格因素了。追求完善的人相信任何事情都会有完美的解决之道，做到尽善尽美不仅是可能的，也是必须的。因此，必须把每件事情都做到完美，否则就会很难受，总觉得好像少了点什么，好像留下了一个无法弥补的遗憾。追求完美还表现在很多事情都无法做决定，总觉得这么做也不够完美，那么做也不够完美，左思右想之后很可能就放弃了。

声音强迫、余光强迫、回读（反复阅读一句或者一段文字）等最开始发作时能看到明显的追求完美在作怪。声音强迫一般是无意中出现的，某种声音之前也一直存在，只是我们从来没有注意过，突然有一天我们在做什么事情的时候注意到了这种声音，然后就感觉自己受到了声音的干扰而不能专心做事情了，于是想方设法让自己听不到这种声音，结果我们越是这样去做，声音对我们的影响就越大。这里声音不是导致我们强迫的真正因素，声音只是外界偶然的因素。还记得我曾说过的"春来草自青"吗？也就是说这时我们所有的条件都具备了。这里追求完美起的作用很大，因为我们追求一种完美的做事状态，不允许自己被其他任何东西打扰，所以一旦有声音干扰，我们就心烦意乱了。然后，我们害怕这种状态，又极力避免这种状态，所以我们最终发展成为了声音强迫。

余光强迫也是一样，相当一部分人的余光强迫出现在中学时代，在中考或者高考前的一两年内出现。因为我们追求上课要百分之百的集中注意力，不想被其他任何东西影响，事实上这是做不到的，但我们不懂这个道理。这时，看到同桌在转笔、腿不停地抖动或者看到旁边桌子上有片废纸之类的，就觉得自己的视线被吸引了，不能完全认真地看黑板了。于是，我们开始控制自己的眼神，结果是越控制越严重，而且不断地泛化。

也有很多朋友的余光强迫不是在学习过程中出现的，而是出现在一个偶然的社交场合。我们在和别人说话时，不经意间看到了对方的某个"缺陷"，如对方脸上有颗很明显的痣、秃顶、肚子太大、穿的衣服领口太低或者注意到对方的隐私部位。这里有两种主要因素在作怪：一个是追求完美；一个是过度的道德感（参见下面的过度道德罪）。追求完美的我们认为谈话时眼神应该是自然的，应该和对方有自然的眼神交流，不应该有任何不自然的表现。

回读表现为反复地阅读一句或者几句甚至是一段文字，有的朋友还表现为边看这些文字边在心里默写这些文字，还有的朋友表现为看文字的时候要一笔一画地看，比如看"人"字，会看一撇一捺。这一般在学生中比较常见，而且会经常伴有反复检查作业、担心自己忘交作业等等。

还有的朋友表现为非常在意自己说话的发音是否标准、口型是否好看；有的朋友关注自己的发型，头发怎么弄都不满意；有的过分关注自己的衣着；等等。

审判工具三：差不多就行

烦恼来源于错误地追求。要知道完美只是观念的产物，现实世界里并不存在真正的完美。去追求一个根本不存在的东西当然会烦恼了。

记得前些天偶尔看《西游记》，好像是最后一集吧，说的是师徒四人取得真经回来时，由于唐僧忘了帮老龟问他的年龄问题，老龟就把他们弄翻在河里。经书都湿了，放在石头上晒。晒好了整理经书的时候，猪八戒不小心将一页经书的一角粘到石头上了，致使这部经书不完整了。当时，唐僧非常伤心和惋惜，不知该如何是好。这么多年历经这么多磨难才取到的真经竟然不完整了，想想是多么难以承受！这时，孙悟空劝师父说："天地本不全，经文残缺也应不全之理，非人力所能为也！"这是一句禅机很深的话。要知道天地本不全，又何况我们个人的选择、说话、长相、发型和衣着呢？

也许不完美才是真正的完美。如果所追求的完美都集中在一些无关紧要的小事上面，就更没有必要花费如此大的精力来追求完美了。我们会发现，对于我们来说，所谓的完美都是暂时的。比如说衣服的问题，我们反复弄了几次之后感觉心理舒服了，这时应该是完美了。但过不了多久，我们又会发现刚才的完美还是不完美，还是需要再弄弄，就这样我们一次次地找到完美又一次次地否定完美，搞得自己筋疲力尽。还有那些整齐、精确、对称类的朋友，会反复地摆放一些东西，也是一样的，现在感觉摆好了，过一会又觉得不满意，还是需要反复地摆放。穷思竭虑类的朋友也是一样，想出一个满意的答案满足不了多久，又觉得不满意了，还要继续思考。这也充分地告诉我们，根本不存在一种终极的完美，存在的只是我们主观暂时认为的完美而已。为了这个主观暂时的完美付出这么大的代价是不值得的。凡事都需要有一个度，差不多就行，尽力即可。

可能遇到的问题六：

追求完美有什么不对？差不多就行，那岂不是让我变得不负责任、不思进取、浑浑噩噩了吗？差不多就行，并不是让我们放弃追求，也并不是让我们变得不负责任，不思进取，而是一种更加适用的态度。首先看看，我们所追求的是真正重要的事情吗？简单来说，事情可以分为四类：紧急而重要的，紧急而不重要的，不紧急而重要的，不紧急也不重要的。稍微冷静客观地分析一下，我们所强迫的事情是属于哪一类呢？大多数都是属于无关紧要的小事吧。另外，就算我们追求完美没有什么不对，但要明白我们追求完美的目的是使自己的生活或者事业往更好的方向发展。而事实上我们得到的是什么？追求完美是不是真的让我们的生活和事业更好了呢？事实恰恰相反，追求完美非但没有使我们的生活和事业发展得更好，反而越来越糟糕，这完全违背了我们的初衷。既然是离我们的目标越来越远，那么是不是不应再抱着这个使我们越来越糟糕的信念不放了呢？

审判工具四：求不可得，愈求愈不可得

求不可得，愈求愈不可得，是说有些事情我们刻意地去追求反而得不到，越是去追求就越得不到。关于注意力、状态、呼吸、口水、余光、声音等都是这类情况。人的注意力是不可能长时间集中在一点的。那些在中学时代开始出现声音强迫和余光强迫的人都是这样，因为当时想要百分之百地集中注意力听课和学习，不想让其他任何事情打扰自己的学习，所以当听到什么正常的声音或者看到旁边很常见的东西，就认为这影响了自己的状态，从而拼命地去控制想保持百分之百的集中注意力，结果就是越控制越糟糕。

打个比方来说，我们所有的精神能量加起来是100，如果我们不受干扰地在听课，那么我们这100个精神能量就都用在听课上了。这时，我们看到了同桌在转笔，这占去了我们10个精神能量，如果我们不去理会这些，那么我们还有90个精神能量用在听课上，效果也是不错的。但是，我们不能接受这样，我们就想方设法花精力去让自己看不到这些，这样我们又用了10个精神能量来控制让自己看不到这些，这样我们用在听课上的精神能量就只有80了。

如果游戏就此打住那我们也是幸运的，还有80个能量在听课。问题是，我们不会就此打住。我们马上意识到了现在的状态还不如刚才呢，刚才还有90个精神能量在听课呢，现在只有80了。于是，我们烦躁了，烦躁又占去了我们5个精神能量，我们就又拼命地想找回刚才的好状态，我们又去控制自己不要看到这些，这种控制又占去了我们15个精神能量。这一轮下来，我们就只剩60个精神能量在听课了。如此下去，我们能用来听课的能量就越来越少，结果一堂课我们就真的没有听到什么了，精力都用来控制余光问题了。

之后，我们下次还没上课就开始担心自己会不会又注意到这些东西啊、出现了可怎么办啊，千万别出现了。就这样就陷入了强迫的泥潭，甚至有些朋友因此而休学。这里可以很清楚地看出来，最好的办法就是在第一次注意到同桌转笔的时候不要去控制，而是顺其自然地接纳，不要去追求那种百分之百的好状态，这样我们听课的注意力就能保持在90左右，以后也不会形成恶性循环。

再比如和别人说话的时候，由于余光的问题，我们可能会注意对方的某个"缺陷"部位、隐私部位，或者注意到旁边的东西。如果我们不追求说话时的状态,不要求留给对方一个完美的印象,而是接纳自己的眼神,那么我们可能只有20个精神能量注意别的东西,还有80个精神能量用在谈话上。但由于我们的不接纳,我们极力地去控制自己的眼神,而眼神又是很难控制的,这种控制就又占去了30个精神能量,这样就只有50个精神能量用在谈话上了。

这时,我们意识到了自己的状态这么糟糕,就开始紧张和慌乱了,结果紧张和慌乱又占去了20个精神能量,我们用在谈话上的只剩30个了。这样你就发现,有些时候听不到或者听不懂对方在说什么,自己也不知道该说什么,导致说话很难流畅地进行。以后还没开始和人谈话就先害怕了,而且认为都是这该死的眼神才使自己这样的,于是更加用力地去控制。殊不知,真正让我们情况这么糟糕的并不是眼神的问题,而是我们太追求一种完美的状态,太想去控制眼神了,才使我们的情况越来越糟糕。

关于声音的问题也是一样。一般来说,频率在20～20000Hz之间的声音是人类可以听到的,已经听到的声音想让自己听不到是不可能的,只是我们是否去注意的问题。我们越是让自己听不见这些声音,就是越在注意这些声音,也就越能听到这些声音。

我们之所以如此控制眼神、声音、呼吸和口水等,都是因为这些东西影响了我们的状态,影响了我们正在做的事情。由于追求完美的性格,我们极力想要那种没有干扰的状态,以至于在错误的道路上越走越远。

要明白求不可得的道理,顺其自然地接纳现有的状态,才能慢慢地好转。

可能遇到的问题七:

这样不是认输了吗?问题还存在啊,难道永远都要这样下去吗?

捷径有时是一条弯路。以前硬碰硬地控制了那么久,不是使我们越来越糟糕吗?兵法的最高境界是不战而驱人之兵,这是真正的大智慧。我们现在做的就是不战而驱强迫症。下面一首禅诗对此有很好的说明:"手把青秧插满田,低头便见水中天,心地清净方为道,退步原来是向前。"这里要明白,退步原来是向前的道理。不要认为暂时的无为、暂时的接纳是无奈的放弃,其实这是真正好转的大道。比如,我们站在原地,现在想要跳起来,我们第一个动作是什么呢?是不是首先要下蹲呢?我们的目标是向上,但我们首先要做的却是向下。

再比如,我们走路时前面遇到一道沟,沟不是很宽,但需要尽力才能跳过去,这时我们会先做什么呢?我们需要先后退几步,来个助跑才能跳过去。同样,我们的目标是向前,但我们首先要做的是后退。我们这里要求大家不要刻意地去追求完美的状态也是这个道理,为了真正好起来,需要暂时地接纳。

强迫症第三宗罪:过度责任罪

强迫症朋友的责任感都很强,认为自己必须时刻保持警觉,以避免因为自己的错误、纰漏、马虎、大意等造成的对自己或别人的伤害,或者财产上的损失。我们不能客观地分析这种伤害或损失真正发生的可能性,只是觉得这种可能性是存在的。如果一旦真的发生,那么就是自己的责任。为了把自己的责任降到最低或者避免承担责任,我们就会去实施强迫行为或者回避行为。

上周去同学家玩,我给他的孩子买了个电动玩具。玩具的外包装上写着适合3岁以上儿童玩。我算了一下同学的孩子还差3个月才到3周岁呢。当时觉得应该也没有什么问题,而且孩子是由爷爷奶奶带着的。可是回来以后还是老想这个问题,而且越想越觉得可怕。如果真的因为玩具发生什么危险，那我不是把人家给害了吗？现在都是一个孩子，都是家里的宝贝，如果真的发生意外那我不是把同学的家庭给毁了吗？上面写着的适合3岁以上儿童玩，就是说不到3岁的小孩不能玩，玩了就会有危险的。我后悔不该送这个玩具，越想越焦虑，越想越害怕。快到夜里12点了，我还是无法入睡，内心一直在斗争是不是应该给同学打个电话。一个声音告诉我，不用打，没关系的，有大人看着不会有问题，而且都这么晚了会打扰人家休息的。另一个声音却说：还是打一个吧，万一他家里的大人没注意这个说明就完了，明天打可能就晚了，还是现在打吧。痛苦地挣扎了很久之后，还是给同学打了电话，告诉他要注意这个玩具。

我的车是我怀孕时父母给我买的，我的家庭并不是很富裕，父母为了给我买这辆车几乎花光了他们半辈子的积蓄，这使我非常感动，但同时也有很大的压力。如果车丢了，那我不是太对不起父母了吗？他们一定会非常伤心的。而且，这是他们半辈子的积蓄，我怎么可以这么不负责任让车丢了呢？所以每次停好车后，我都要绕着车走上三圈，四个车门每个车门拉三次，以确定车门确实锁好了，这样就不会丢了。

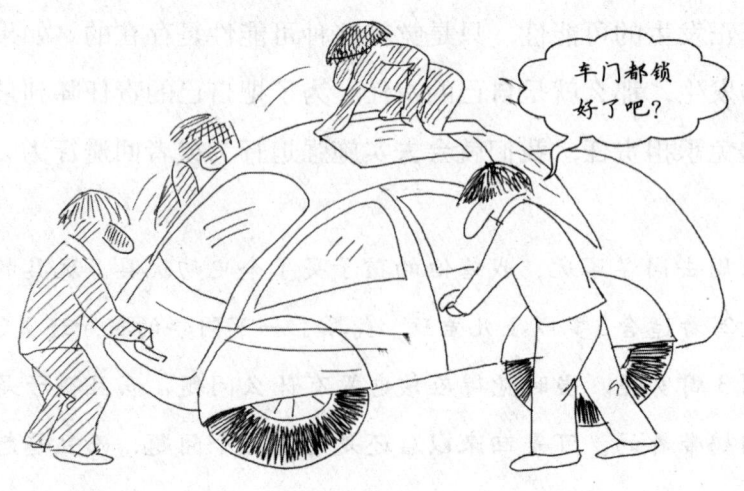

我总是控制不住自己的余光，谈话的时候总是注意别人的缺陷或者隐私部位，别人发现我眼神的问题后，常常变得不自然。这完全是我造成的，是我的眼神让别人不自然。我给别人造成了不舒服的感觉，都是我的错，我恨自己，为什么老是这样，为什么就控制不住自己的眼神呢？

我的口水特别多，需要不断地吞咽口水，而且吞咽的声音很大，周围的人都能听到。这种声音影响了别人的学习，他们一定都很烦这种声音。我拼命地控制自己，结果越控制越糟糕。我想别人一定很讨厌我，甚至是恨我。我也不想给别人带来麻烦，只是这个可恶的口水问题就是好不了。

我一般不敢和朋友一起出去玩，因为我知道我肯定会强迫的，当强迫来的时候我就很难受，不想说话也不想玩。死气沉沉的气氛就会打扰朋友的心情，人家本来应该玩得好好的，却因为我的状态而变得不开心。为了不影响朋友，我尽量避免和朋友们一起玩。虽然我内心里很想和朋友在一起，也不喜欢孤独，但烦人的强迫让我只能这样一个人痛苦。

审判工具五：不是所有的可能都真的会发生

很多危险不会因为我们认为有可能发生就真的会发生，可能性和必然性之间是不能画等号的。而我们的问题就是在可能性和必然性之间画上了等号，我们认为有可能发生的就必然会发生，这是推理上的错误。我们明天有可能发生车祸，但这只是一种可能而已，并不意味着我们明天肯定会发生车祸。如果我们把这个可能性等同于必然性，那么我们能做的就是明天一天不出门，后天再出门。同样，后天出门也有可能发生车祸，如此看来，我们就永远都不能出门了。我们所要承担的责任是我们担心的可怕后果真的发生才行,如果可怕的后果不发生,那么我们也就不需要承担什么责任了。

可能遇到的问题八:

"虽然可能发生的未必一定会发生,但还是有可能发生啊,如果真的发生了,那不还是我造成的吗?"是的,这话没错,但生活中的可能性是永远不可能完全消除的。如果我们要避免所有的可能性,就无法正常地生活。要学会允许这些可能性存在,并且看到那些更大的可能性。如果你有理由担心那万分之一的可能性,就更应该有理由去关注另外的万分之九千九百九十九的可能性。这并不是自欺欺人,也不是什么阿Q精神,而是客观事实。如果你有理由相信那万分之一的话,那就应该有九千九百九十九倍的理由去相信那万分之九千九百九十九。发生是可能,不发生也是可能,如果我们要选择,那么两种选择都是可以的,只是不发生的可能性远远大于发生的可能性,所以选择更大的可能性更明智、更可取。

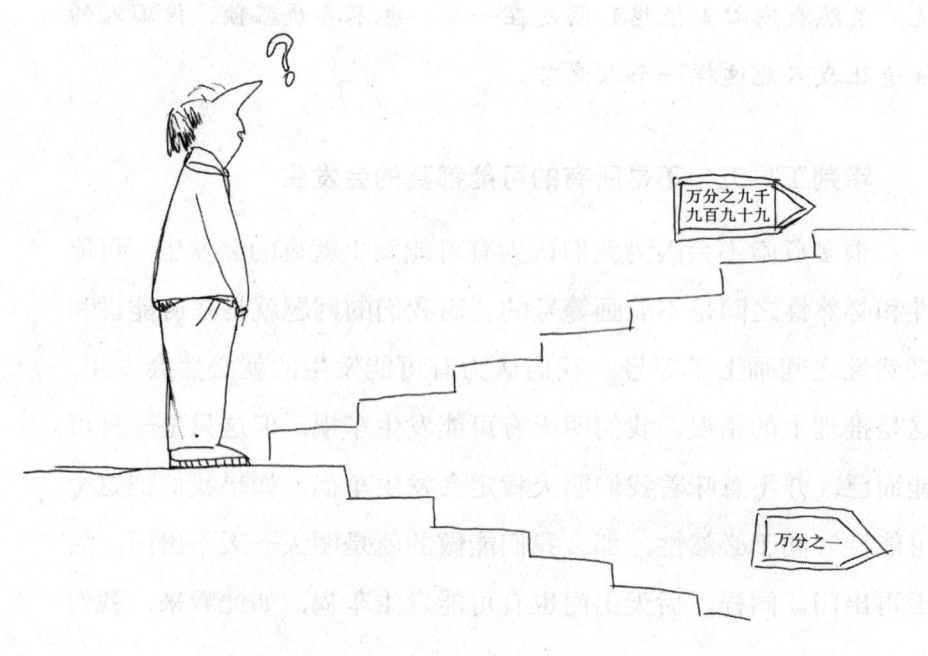

审判工具六：我们无法承担所有的责任

一件事的发生需要有诸多因素共同作用，并不是我们完全可以控制的，很多事情的发生并不需要我们承担责任。我们只能做好我们应该做的，而且我们应该做的是正常的行为，不是过度的行为。如果我们做了应该做的，有些事情还是发生了，那就是没有办法的事情了。

比如锁门这件事情，我们应该做的并且也属于正常行为的是：锁好之后可以检查一次。车门锁好了，从驾驶员的位置上下来，这个驾驶员位置的门可以检查一下，这还算正常的范围之内，而绕着车走一圈，把四个门都检查一遍，这就不在正常的范围之内了。那么，如何判断我们的行为是不是正常的呢？方法很简单，看看别人怎么做就可以了，如果我们的行为和大多数人的行为一样，那就是正常的；如果我们的行为和大多数人的行为不一样，那就是不正常的了。

记住，我们只需要做正常的行为。如果正常的行为做了，还是发生了什么，那是无可奈何之事，已经不在我们控制范围之内了，我们也不需要为此承担什么责任。比如，车门我们已经检查过了，可车还是丢了，那是任何人都没办法的事情；房门已经检查好了，可还是丢东西了，那我们也没办法。你检查十次和检查一次效果是一样的，如果没有锁好，我们第一次检查就会发现的；如果已经锁好了，就算我们检查100次还是锁好的，后面的99次检查都是在做无用功。

同样，我们也无法为别人的情绪负责。我们的余光和吞咽口水的声音是否会影响到别人，那不应该由我们来负责，而应该由受影响者本人负责。就像如果我们听到时钟的滴答声很烦恼，那是该怪钟还是该怪我们自己呢？所以，我们不必去考虑别人的感受，更不必觉得自己应该为他们的反应负责。我们和朋友在一起的时候，也不必考虑自己的强迫会影响别人的情绪。每个人都应该为自己的情绪负责，他们开不开心、是否觉得沉闷那是他们自己的事情，我们不必对此负责。

可能遇到的问题九：

那我多检查几次不是更保险吗？而且也不怎么浪费时间。如果我不检查就会焦虑很长时间，几分钟的检查就可以换来一天的安宁不是很划算吗？这种说法貌似很有道理，但还是经不起推敲。

我们多检查几次是否就真的更保险了呢？事实上，我们检查一次就已经足够了。我们其他的能力并没有问题，我们锁门的能力没有减弱，我们发现门是否锁好的能力也没有问题。我们唯一的问题就是会无缘无故地怀疑，没有任何根据地不相信自己。因此，我们检查一次就可以了，我们检查一次的安全程度和检查十次的安全程度是一样的，后面九次的检查并不会更保险，都是在做无用功。

另外，看看我们周围的人，他们并没有如此地检查，不是也没有发生什么危险吗？这也可以从另一个方面说明我们是安全的，反复检查并没有使我们的安全程度高于那些不检查的人。

"检查并不需要花很多时间，不检查就会焦虑很长时间，几分钟的检查换取长时间的安宁还是划算的。"从一个相对较短的时间来看，确实是这样的，但从长远来看，却恰恰相反。我们是在用几个小时或者是一天的暂时安宁换取几年甚至是十几年、几十年的痛苦。通过强迫行为来缓解焦虑，唯一的后果就是我们的强迫症越来越严重，因为这本来就是方向上的错误。在错误的道路上，我们做的越多就离正常越远。南辕北辙的故事大家都很熟悉，他的马跑得越快，干粮带得越多，他离目的地就越远。

想想最开始强迫的时候，我们也许并没有现在这么严重，检查的次数没有现在这么多，需要检查的情境也没有现在这么多。最初，我们也许只需要检查两三次，而现在要五六次；最初，我们可能只需要检查门窗、煤气之类的，而现在很多情境我们都需要检查了。之所以会这样，就是因为我们一直以为检查一下无所谓的，检查了就不难受了，在一次一次地自我放纵下，我们的强迫症越来越严重了。这点和吸毒很像，当毒瘾发作的时候非常难受，吸一口感觉就舒服了，这样每次难受的时候都吸一口，唯一的结果就是毒瘾越来越大。

我们必须要控制强迫行为！虽然不实施强迫行为会有一段时间很焦虑，但随着时间的推移这种焦虑会自然缓解的，只要我们能挺过这段时间，我们的强迫症就会慢慢地好起来。忍受暂时的痛苦是为了长远的解放！我们要从长远的角度来看这个问题，而不能只看眼前。

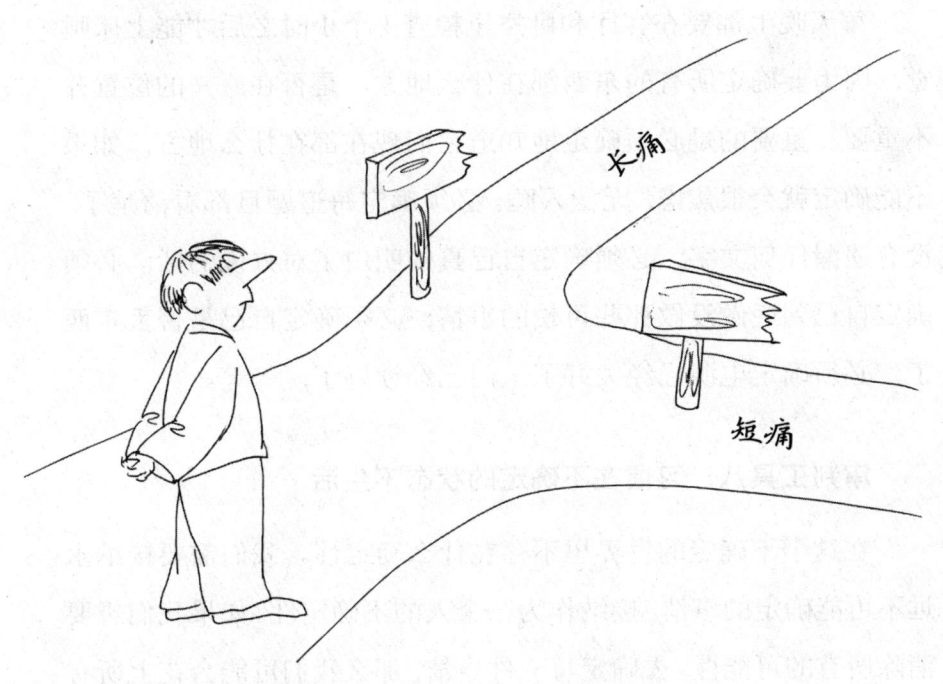

审判工具七：勇于承担我们应该承担的责任

有些事情是不可避免的，我们无法避免所有的万一。就算我们整天通过强迫去避免，有些事情还是可能会发生。就算我们每天都检查门是否锁好，也不能保证家里永远不会被盗。如果我们认为门锁好了小偷就进不去了，那我们真的低估了小偷的专业技能。所以，很多事情不是我们单方面就可以完全把握和控制的，我们只能像大多数人一样正常地生活。强迫症对我们生活的影响远远大于丢一次东西或者得一场病。我们做了该做的就可以了，如果这样还是发生了什么，那我们要有勇气去承担那份我们应该承担的责任。

强迫症第四宗罪：要求确定罪

我们必须百分之百地确定每一件事情，如果对某件事情有一点点的不确定，那就可能发生很可怕的事情，或者是无法忍受的。

每天晚上都要在客厅和卧室里检查1个小时之后才能上床睡觉，因为要确定所有的东西都在什么地方。是否在原来的位置并不重要，重要的是必须确定地知道它们现在都在什么地方，如果不能确定就会很焦虑，无法入睡。必须确定每道题目都看清楚了，没有遗漏任何文字；必须确定自己真的明白了对方说的话；必须确定自己到底做没做那些可怕的事情；必须确定自己是否丢东西了；必须确定电源已经关好了，门已经锁好了，等等。

审判工具八：习惯在不确定的状态下生活

在这个不确定的世界里不存在什么确定性。我们需要接纳永远不可能确定的事情，接纳作为一个人的不确定性。如果我们想要消除所有的可能性，去确定每一件事情，那么我们可能会花上所有

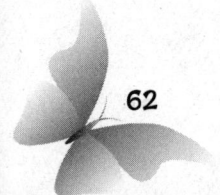

的时间来焦虑。这一点可以参考前面的审判工具二：成本－效益分析。可以分析一下要求确定性我们需要付出的成本和收益，以及不要求确定性我们的成本和收益。

生活本来就是一场没有彩排的戏，未来充满了无限可能性，也意味着存在无数的不确定性，生命也因其不确定性而更精彩。我们要习惯在不确定的状态下生活，很多事情我们不需要百分之百的确定仍然能很好地生活，相反，如果我们想百分之百地确定每件事情，就不能很好地生活。《士兵突击》里许三多说："好好活就是做有意义的事情，有意义的事情就是好好活。"我们强迫症朋友出发点都是好好的活，但我们做的却是自以为有意义的无意义之事，而做这些事情的结果就是使我们越活越糟糕。这是南辕北辙、事与愿违的事情。渴求确定性就是无意义的事情。

对于我们强迫症朋友而言是：想好好活→做自认为有意义的无意义事情→活得更糟→更想好好活→做更多自认为有意义的无意义事情……就是这样，我们在强迫症的泥潭里越陷越深。为了更好地生活，我们就必须接受生活中的不确定性，放弃对确定性的要求，学会在这种不确定状态下生活。要坚信，别人都在这种不确定状态下生活着，而且生活得很好，所以，我们也可以在这种不确定状态下生活，也能生活得很好。

审判工具九：如果没有证据证明自己没做好，那么就是做好了

上面提到很多事情是无法百分之百确定的，但也有一些事情还是可以确定的。我们的问题是不仅要求确定性，而且还会怀疑已经确定的事情是不确定的。比如说锁门、关电源这类的事情，其实我们检查一次就可以确定了。我们是否在不知道的时候做了什么不好的事情，不需要一遍一遍地回忆和检查就可以确定没有做，而我们就是对这类已经确定的事情表示怀疑，还要进一步地确定。

现在，我们需要学会一种新的判断方式：如果没有证据证明自己没做好，那么就是做好了。

比如，没有任何证据证明我们刚才把小孩弄死了，我们没有看见小孩、没有听到小孩的哭声、没有感觉到小孩的反抗、没有记忆自己做了这些动作，也就是说没有任何信息提示我们做了这样的事情，那么我们就要坚定地相信自己什么都没有做；再如，没有任何信息提示我们丢了东西，我们没有发现自己少了什么，所以就不必在刚才待过的地方或者路过的地方反复检查；同样，我们检查过一次之后没有任何信息提示我们门没有锁好，那么就说明门已经锁好了。其实，这种无缘无故的怀疑和担心是强迫症的症状，是大脑发出的错误信号和感觉，都是虚假空的，我们不能被这种错误的感觉牵着鼻子走。

附：检验证据表格（在第一列写出我们的一个担心，在第二列写出支持这个担心是事实的证据，在第三列写出这个担心不是事实的证据。第一行是示例。）

我的怀疑	支持的证据	反对的证据
我怀疑被针头扎到了。	无	1. 我没有看到针头。 2. 我没有感觉到疼。
结论：		

强迫症第五宗罪：过度道德罪

我们强迫症朋友还有一个显著的性格因素就是道德感太强，认为只能有某些想法而不能有另外一些想法，认为只能有积极的、健康的、美好的、善良的、孝顺的、符合道德标准的、符合社会规范的想法，而不能有消极的、不健康的、丑恶的、下流的、邪恶的、不符合道德标准的、不符合社会规范的想法。一旦出现这类不好的想法，我们就认为自己不好、不道德等，从而引起焦虑，进而就会想尽办法来控制这类想法的出现。

比如，对亲人或者朋友产生性的想法或画面，我们就认为自己太龌龊了，怎么可以有这种违背伦理的想法呢？想把自己的孩子从窗户扔出去或者想伤害他/她，我们就会自责，认为自己不爱孩子，不是一个合格的父母，认为自己是邪恶的。看到新闻里一些车祸的报道会联想到自己亲人死亡的场面，不仅觉得这很可怕，而且还认为自己这样想是不孝顺的，自己对亲人不该有这类的想法，等等。

审判工具十：想法的出现是不可控制的，对想法的看法是可以控制的

强迫思维具有闯入性，这些想法不会事先和我们打招呼，是直接闯入我们大脑的。也就是说，当我们意识到这些想法的时候，这些想法已经出现在我们的大脑里面了，已经是现在完成时了。从这点来说，我们无法事先控制这些想法的出现，所以就不要在控制这些想法出现的方向上浪费精力了，因为我们根本做不到。我们能做的就是在这些想法出现之后正确看待和对待它们。人的大脑是宇宙间最复杂的事物之一，有140多亿个脑细胞，每秒钟可以发生10万次的生物化学变化，任何想法都有可能出现在我们的大脑里。什么时候会出现什么样的想法，是事前无法控制的。既然是无法控制的就不要再试图去控制这些想法的出现。但我们对这些想法的态度是可以控制，就是说我们如何看待这些想法是可以控制的。

审判工具十一：想法不具备道德评判价值

上面提到了如何看待已经出现的想法是可以控制的。我们之前一直用道德的眼光来看待这些想法，给这些想法贴上了很多负性的标签。这里必须明白的一点就是：真正使我们焦虑的并不是这些想法本身，而是我们对这些想法的态度决定了我们是否焦虑、自责和恐惧。所以，治疗的目标不是趋逐这些想法，也不是尽力不让这些想法出现，而是改变我们对这些想法的态度。首先需要明白的是我们任何想法都可能出现；其次要明白的是想法仅仅是我们头脑里的想法而已，不具备任何道德评判的价值。所以，不能因为我们有不好的想法就认为我们是不好的人，从而自责。我国有句古话，"淫莫论心，论心自古无圣贤。"就是说看一个人是否淫乱不能看他心里是怎么想的，如果看他的心里是怎么想的，那么从古到今没有一个人可以称为圣贤了。这也从另一个方向上说明，任何人都有可能出现类似的想法，既然是任何人都可能出现的想法，就不能说明我们的人品如何了。

想法永远都是想法，没有任何意义。比如，你到派出所去自首，说我在心里想象了抢银行，派出所会立案吗？很明显，警察会认为我们有毛病，把我们赶出来。同样，法官也不会因为我们心里想象强奸某个女性而判我们有罪。所以说我们什么都可以想，想什么都没有关系。这些也不是我们主动要想的，大脑要冒出这些想法我们也没办法。我们对此根本不需要进行任何的评价和控制。

可能遇到的问题十：

我有这些想法是不是说明我真的想这样去做？如果我真的想这么做，那我不就是不好的人了吗？

这些想法到底是不是我们真实的愿望，各家的说法不一。我也不准备在这里做过多的探讨和分析。这里需要记住的一点就是：无论这些想法是不是我们真实的愿望，都不能说明我们是什么样的人。能说明我们是什么样的人的是我们的行为。虽然这些想法的出现无法控制，但我们的行为是绝对受我们自己控制的。所以，根本不必把问题搞得这么复杂。这些想法出现就出现吧，没有任何实际的意义。

强迫症第六宗罪：非黑即白罪

在很多强迫症朋友的观念系统里存在着非黑即白的两极化逻辑（也可以称为全有或全无），就是认为一件事情要么是黑的，要么是白的，只有这两种可能，看不到黑与白之间广泛的灰色区域。比如，我要么没丢东西，丢了后果就非常严重；我要么把门完全锁好了，没锁好后果就非常严重；我要么把名字签得非常正确，没签好就会发生非常可怕的事情；我的手要么非常的干净，不干净我就会生病；我要么就完全没有这些想法，有这些想法就真的会发生；我要么状态就非常好，不非常好我就什么都做不了；我要么完全没有焦虑，有一点焦虑就无法忍受。我要么百分之百集中精力，不能百分之百集中后果就很严重，等等。

审判工具十二：看到更多的可能性

很多事情并不是只有两种结果，在黑与白之间存在着大量的其他可能性，我们需要把注意力从黑与白两个极端转移到中间的灰色区域。

比如，关于丢东西这件事情，我们只关注两种结果：一个是确实没丢；一个是丢了就完蛋了，后果太可怕了。这里的灰色区域就是在我们丢东西和可怕的后果之间存在着很多种可能性。很多人怕丢东西并不是怕丢手机、钱包、身份证、银行卡之类的东西，而是怕丢这些东西带来的后果。事实上就算这些东西真的丢了，后果未必像我们想象的那么严重。我们可能仅仅是损失了一些钱，丢的证件再花点时间补办而已。有些朋友担心的不是丢这些东西，而是怕丢的东西上携带着自己的秘密，这样所有的人都知道自己的秘密了。就算我们丢的东西里真的有自己的秘密，又有多少人会捡到这个东西呢？就算有人捡到了又有多少人关心这些和自己无关的事情呢？就算真的有人对这些感兴趣，又有多少人认识我们呢？所以，就算真的丢了东西，更有可能的结果是没有什么大的影响，并不像我们原来认为的那样后果惨重。

再如洗手，我们通常认为要么彻底干净，要么就会感染疾病而死亡，在我们眼里只有这两种情况。事实上，我们的手永远无法做到彻底干净，我们所谓的干净也只是自己感觉干净了而已。认为洗6遍就干净了，而这6遍和干净之间是没有什么联系的，是我们主观把它们之间画上了等号。姑且认为6遍就彻底干净了，但不干净也并不意味着肯定会感染疾病而死亡。更多的可能性是我们的手并不是很干净，但我们也不会感染什么疾病，仍然可以健康地活着。我们的身体具有免疫力，是可以适应当前正常的环境下生活的。看看周围的人就会发现，其实大家都没有这样洗手，但都健康地活着呢。事实并非像我们认为的那样，要么彻底干净，要么就感染疾病而死亡。

还有某些有强迫观念的朋友认为某些想法要么根本不出现，一旦出现就意味着真的会发生。道理也是一样的，并不是只有这两种情况。其实，我们的想法和事情是否发生之间没有必然联系。

更多的可能性是我们会出现很多自己不想要的想法，但这些想法却永远不可能发生。

几乎所有的强迫症朋友都认为，要么一点焦虑都没有，只要有一点焦虑就什么都做不了了。事实上，并不是有一点焦虑我们就什么都做不了，这是因为我们把焦虑看得太严重了。大多数时候虽然我们有焦虑，但仍可以做很多事情。带着焦虑去生活，是每一个强迫症朋友都必须学会的生活态度。虽然焦虑会影响我们做事的效率，但这并不是说我们完全无法做事。我们需要的只是在焦虑的时候，在现有状态的允许下，尽量去做就可以了。

学会看到黑与白之间的更多可能性！学会相信和选择那些更大的可能性！

强迫症第七宗罪：过度联系罪

这里所说的过度联系包含两种情况：一种情况是把别人考虑不到的联系都联系起来；一种是把根本没有关系的事情联系起来。

比如，害怕"死人微粒"的朋友是这样联想的："老王去参加别人的追悼会，肯定接触了死者的亲人，而死者的亲人肯定接触过死者，那么死者亲人的身上肯定粘有死者的微粒，这样老王身上也粘有了死者的微粒，老王回家后肯定和他的爱人有接触，那么他爱人也肯定粘上了死者的微粒，他爱人是我的同事，这下就麻烦了，他爱人在公司里碰过的任何东西，我都不敢碰了，因为这些东西上也肯定粘有死人的微粒了，如果是不得不碰的话，我就会很焦虑，碰过之后要洗手，回家之后还要洗澡。"这是有洁癖的朋友非常熟悉的推理过程。

比如，"我第一次出现强迫是在1998年，我就觉得1998这个数字不好，每次看到这个数字，我都要吐几次口水，这样心里才舒服，而且每次看到这个数字之后的24小时之内，我不能做任何重要的事情。1998年是虎年，所以我看到虎字、虎的图片和电视、属虎的人，我都感觉不舒服，也要吐口水才能感觉好一点，24小时之内也不能做任何重要的事情。还有1998年我读书的那所学校我也感觉不好，如果从学校门口经过，我就要在学校门口来回走三趟，这样才感觉好一点。这样的情况还有很多很多，我每天不知道要吐多少口水，所以经常感觉嘴里很干。"

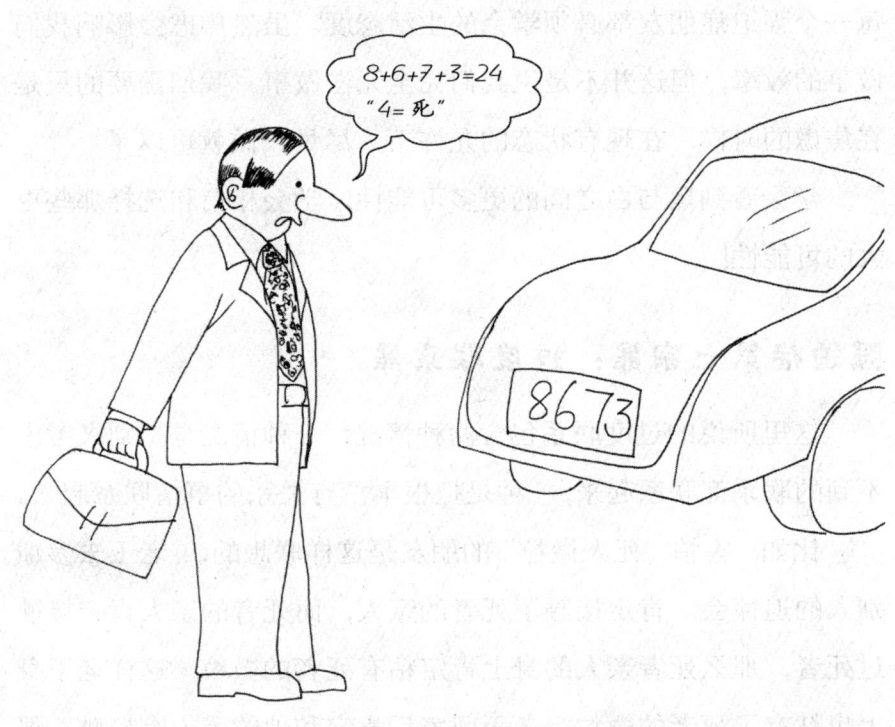

再如，"不知道从什么时候开始，我对数字4很敏感，因为发音和死相近，所以每次看到4我就要把正在做的事情重新做一遍，而且在夜里12点之前不能上床睡觉。如果是在周四，或者哪个月的4号，我一般都不做重要的事情。如果我才买完东西，在回家的路上看到4，我就不敢用买的这些东西了。严重的时候，我会把这些东西扔掉。我不仅对直接看到的4敏感，而且我看到一串数字的时候也会自动去求和，如果结果里有4这个数字，我也要像上面一样。常见的比如车牌号码、电话号码等，我都会求和。我对数字7、

13、30也同样敏感。因为7正好是一周的天数，每周都要上班，由于强迫，我生活得很累，工作也很辛苦，所以我怕上班，就对7敏感了。13是因为很多国外人都忌讳这个数字，我也就忌讳了。30是一个月的天数，一个月使我想到了女性的生理周期，这使我觉得很脏，所以也很敏感，看到30这个数字我就要洗手。"

审判工具十三：普适性分析

如果这种联系是正确的或者是适应性的，那么它应该可以应用到我们生活的其他领域，也可以应用到其他人的生活中。如果把这种联系应用到我们生活的其他领域，会使我们的生活无法继续，那么说明这种联系是不合适的，是应该改变或者放弃的。

如果我们关于"死人微粒"的推理是正确的，那么可以按照这种推理继续往其他方面推广看看会有什么结果。比如，老王参加完追悼会乘公交车回家，那么他摸过的扶手、坐过的椅子就都沾上了死人的微粒，他摸过的扶手和坐过的椅子又会有很多人去接触，这很多人的身上就也沾上了死人的微粒，然后这些人又通过各种不同的方式把死人的微粒传给了更多的人，这就形成了雪崩效应，成几何级数增长，这样会使我们生活的整个环境无一幸免都粘上死人的微粒。如此一来，我们无处可逃，还怎么生活呢？按照我们的逻辑一直推论下去，就会发现根本无法生活了。所以，这个逻辑不具有普适性。

可能遇到的问题十一：

当然，很多朋友对这样的普适性分析不以为然，因为他们的逻辑是我只怕我看到的或听说的，那些我没看到也没听说的我就不怕。的确，绝大多数强迫症朋友都是这样的情况。如果对于恐惧症的朋友来说，这样的逻辑是对的，比如有社交恐惧症的朋友在人际交往过程中紧张，看不见人的时候不紧张，这完全可以理解。因为他们怕的是人，怕的是负面的评价，看不到人这些就都没有了所以不害怕。但强迫症完全不同了，强迫症朋友不是怕看见这些东西，而是怕粘到这些东西而生病或者发生不好的事情。按照这个逻辑，那么只要我们粘到了这些东西就应该生病或者发生不好的事情，而不管是否看见。粘到和看见没有必然的联系，粘到的未必看见，看见的也未必粘到。根据我们前面的推论，可以肯定，我们每天都会粘到这些东西，而不管我们是否看见。这样的话，我们应该早就生病了或者早就发生什么不好的事情了。所以说"没有看见或听说就不害怕"，是很明显的掩耳盗铃，是一个自欺欺人的错误。

审判工具十四：控制变量法

控制变量法来源于科学研究，是指某个事物受多个因素（变量）的影响和制约时，将其他的因素进行控制（使之相等、相同，即影响相同），而只改变其中的某一个因素，从而研究这个因素对事物的影响，这样的研究方法就叫控制变量法。

4这个数字不吉利，所以周四这天我不做重要的事情。比如周四这天我们需要谈一笔重要的生意，那我们来看看这笔生意谈成与否是否和4有关。我们保持其他因素都不变（价格、数量、质量、交货时间、谈判场地、参加谈判的双方人员等），仅仅改变谈判的日期，看看是不是只要不在周四谈判就肯定能谈成功，只要在周四谈判就肯定失败。我们可以凭常理来判断一下，很显然，谈判是否成功与周四没有必然的联系。当然，强迫症朋友都不怎么相信常理，所以，我们自己可以设计这样的实验来检验一下周四做事情会不顺利这个想法。同时，我们也可以想想，是不是除了周四，其他时间我们做的一切事情都很顺利呢？我想大家肯定也有过在其他日子里做事不顺利的时候，那这些事情的不顺利和星期几有关系吗？所以，事情是否顺利和星期四是没有关系的，是我们自己主观地建立了这种错误的联系。

"我今天在网上看到了'艾滋病'这三个字，所以今天不能买股票了，买了肯定亏。"同样保持其他条件不变（该上市公司的业绩、中国的宏观经济状况、基本面、政府调控等），只改变我们是否看到"艾滋病"这个条件，是不是只要我们没看到"艾滋病"这三个字我们买的股票就肯定会涨呢？如果你是看到"艾滋病"就不买股票的朋友，你所买的股票一定是在没有看到这个词的时候买的，那是不是你买的所有股票都涨了呢？答案肯定是否定的，在你没有看到这个词时所买的股票肯定也有跌的。另外，这只股票如果跌了，那不仅你的股票跌，其他人买了这只股票也会跌。假设，你是看到了这个词买的股票，股票跌了，那么那些数以万计的人买的这只股票也都是跌的，他们之中肯定有很多朋友在买这只股票的时候没有看到"艾滋病"这个词，那为什么他们买了这只股票也跌了呢？如果你认为跌是因为你看到了这个词，那么也就是说，你是否看到这个词将影响数以万计的买这只股票的朋友是赔钱还是赚钱，想想你真的有这么大的影响力吗？

还有一些朋友也同样有着和我们一样的强迫症症状（这种情况并不少见，至少我所接触的强迫症朋友中就有不少人是看见"艾滋病"就不买股票的）。比如，有五个这样的朋友，分别在周一到周五看到了艾滋病这个词，按照我们的逻辑，那这一个星期股票都不会涨，可事实上每天都有涨的股票。这也说明我们是否看到艾滋病这个词与股票的涨跌没有关系。

类似的联系在强迫症朋友身上很常见，只不过未必是买股票，我们会联系在一起的事情很多很多。稍加分析就不难发现，所有的这些联系都来源于我们的主观，不是客观现实。森田提到过事实唯真,就是要我们尊重客观事实,而不能根据自己的主观感受或者主观联系来行事。很多强迫症朋友理智上知道这样的联系是过度的或者说是错误的,但如果不实施强迫行为还是很焦虑,这时,我们需要做的就是接纳这种焦虑,继续做我们该做的事情,等待这种焦虑自然过去。

强迫症第八宗罪:以假乱真罪

所谓以假乱真就是把本来不是真的东西误认为是真的,并因此而焦虑和恐惧。常见的是把我们的某个想法认为是真的,或者认为自己真的有这样的欲望,专业上叫做思想行为混淆。

站在高处就想跳下去;开车就想撞人;看见刀、筷子之类的尖锐物品就想伤害自己或别人;看到某些异性,就算是自己的亲人也会出现性的想法和画面。

在新闻里看到哪里出车祸了,就会担心自己的亲人也会出车祸;看书的时候总是怀疑书上写的不对,但又没有证据证明是错的;还有,看书的时候总是觉得好像没看全,好像落了点东西没看到,需要反复地看几遍。

总是担心自己是同性恋,或者在别人面前说出"我是同性恋";和朋友在一起的时候总是出现骂人的冲动;东西总是要摆放到我满意为止,否则觉得命运会不好。

看到小孩和老人就非常紧张,担心自己把他们推进下水道里,或者在自己倒车的时候撞到他们;担心自己喝的水或者吃的东西里有毒。

在正常人的认知加工过程中,人们会忽略不相关的和干扰性的想法,而强迫症朋友在进行认知加工时,往往会关注这些不相关的和干扰性的想法,认为这些是真的或者是自己真实的愿望,并且试图控制它们。努力控制的结果会增加干扰性思想中的荒谬

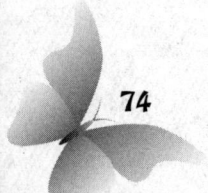

成分，随之也带来了一系列的不适感。当我们无法控制这些想法时，便会对这些想法极为敏感和警觉，由此逐渐发展成为一种强迫模式。强迫症朋友之所以具有控制这些想法的欲望，是因为他们过高地估计了控制干扰性观念、意象和冲动的重要性，并且信以为真，确信这样做是可能的和值得的。强迫症朋友过度警惕心里的这些想法和念头，把控制看做是一种美德，并且害怕无法控制思想所导致的心理和行为后果。

审判工具十五：区分想法（感觉）和事实

强迫症朋友往往把这些干扰性的想法看做是事实。我们的头脑里可能会出现"我会拿刀伤害自己或对方"的想法，然后认为自己真的会这么做——事实上我们永远也不会这么做的。根据世界上对强迫症的研究，没有哪位强迫症朋友真的去做了这类事情。这一类的想法仅仅也永远是我们大脑里的想法而已，不要对大脑里出现的任何想法害怕。我们可以认为自己是一匹马，但这并不意味着我们真的就是一匹马；我们相信某些事情是真的并不意味着那就是真的；我们可以认为书上的内容错了，但这并不意味着真的错了；我们可以有自己是同性恋的想法，但这并不意味着真的就是同性恋；我们可以有想骂人的冲动，但这并不意味着真的会去骂人；我们可以认为在自己不知道的情况下，碰伤了小孩或者老人，但这仅仅是我们认为的，不是事实上真的发生了。

我们感觉手脏了、感觉门没锁好、感觉丢东西了、感觉有人拿针扎了我们、感觉扔了重要的东西等，这些都是感觉。感觉存在于我们的头脑里，不是存在于外界。我感觉手脏了和手真的脏了是不同的，手真的脏了是客观的事实，感觉手脏了是主观的感觉。感觉丢东西了是存在于头脑里的主观感觉，真的丢东西了是客观的事实，这之间是不能画等号的。我们需要尊重的是客观的事实而不是主观的感觉。要知道这种感觉无论多真实,无论多强烈,仍然只是感觉,而不是事实。

附:区分想法(感觉)与事实表格(在左面写下想法或感觉,在右面写下事实。第一行是示例。)

想法(感觉)	可能的事实
我感觉门没锁好。	事实门已经锁好了。

可能遇到的问题十二:

有些朋友会问:"如果我不去反复地检查,又怎么能知道这些仅仅是想法而不是事实呢?"看起来除非我们通过检查来确定,此外似乎真的没有其他办法来确定这些到底是想法还是事实。关于这个问题我们需要从两个方面来考虑,一个是所有强迫思维都是过度的,都是虚假空的。如果可以确定这个念头是强迫症的念头,那么就不必去检查了,肯定是假的。如何判断是不是强迫症的念头,前面在识别犯罪嫌疑人的时候提到过。

1. 这类想法能引起我们明显的焦虑、痛苦和恐惧。当我们突然感到焦虑时,要把这当成是一个信号,而不是马上相信这是真的。焦虑是第一个信号,此时不妨先问问自己:"我怎么了?"回答肯定是:"我现在很焦虑。"然后再问:"我为什么而焦虑?"回答是:"我又在担心一个问题了。"然后要说:

"我先来看看这是一个什么问题,是强迫症在作怪,还是真的是一个问题?"这样,我们就可以过渡到识别问题的性质上来,而不是直接想"万一真的发生了怎么办?我必须做点什么来阻止它发生。"因为强迫观念本来就是虚假空的,不需要做什么来阻止它,所以不能沿着这条路走下去。此时需要的是换一个方向。

2. 这类想法是反复出现的(不洁、污染、传播类;怀疑、检查、重复、询问类;攻击、伤害、冲动类;和性相关类;囤积、丢弃类;对称、整齐、精确类;宗教、道德类;迷信类;穷思竭虑类),虽然每次出现的想法可能不完全相同,但这一类的想法我们肯定是熟悉的,肯定是一直反复出现的。就算这次出现的问题是以前没有遇到的,但可以先来分析一下,类似的念头以前是否也经常出现,也就是相同性质的问题是不是经常出现。

比如,今天第一次想到电脑是否关好了,这个问题虽然是第一次出现,但以前经常担心门是否关好了、水龙头是否关好了等,虽然这次对电脑的担心是第一次出现,但类似的担心一直都有,那就是对做过的事情不放心,无缘无故地怀疑,所以从性质上来看这是相同的问题。

再如,今天路过银行突然担心自己是不是进去偷了钱,这有可能是第一次出现的,但以前可能会担心自己会不会在不知道的情况下做了什么后果很严重的事情,这还是相同性质的问题。虽然问题的表现形式会千变万化,但万变不离其宗,都是一类的问题。所以,我们需要看到问题的本质,而不是被它们的形式所迷惑。

3. 讨厌它们,却无法让它们不出现,极力想摆脱但无力摆脱,拼命想消除但无法消除。

4. 在没有强迫症之前不是这样。

5. 现在其他没有强迫症的亲人、朋友、同事也不是这样。如果我们头脑里出现的一个想法，符合上面的标准，那么就是强迫症的想法了，就肯定是虚假空的。只要确定这是强迫症的念头，就要坚定地把它们归为虚假空的一类。强迫症非常狡猾，不会轻易认输的。它还会告诉我们，"不，我不是虚假空的，我是真的为你好。这些都有可能是真的！"千万不要被它们的花言巧语所骗。如果它们是为你好，你的生活怎么会变得如此痛苦呢？

第二个方面就是要明白我们的怀疑都是无缘无故，就是在没有任何线索提示真的发生了什么的情况下，我们仍然还是怀疑和担心。我们需要知道，如果一件事情真的发生了，我们不会毫无感觉的。比如，我们是否真的把小孩从车窗扔出去了，如果这样的事情真的发生了，我们本人的耳朵和眼睛都不会一点都没感觉到。我们会听到小孩的叫声，我们会看到小孩的挣扎，我们会感觉到小孩的反抗。这一切我们都没有感觉，所以可以肯定我们根本没有做这样的事情。

我们强迫症朋友就是不相信自己，现在需要学会相信自己。我们得的是强迫症，而不是失明、失聪或者失去躯体感觉。我们这些感觉仍然完好无损，如果事情真的发生了我们不会毫无感觉的。再比如，我们看见不远处有条狗，就担心在自己不知道的情况下被狗咬了。同样的道理，这个担心也是毫无根据的。狗是否接触了我们的身体，眼睛是可以看到的，就算是从背后接触，眼睛看不到，但如果狗真的咬了我们，躯体也会有感觉的。狗是没有人那样的思维的，它不会想："我要轻轻地咬你一口，让你感觉不到我咬了你，然后你得狂犬病死了。"狗永远都不会这么想，它要咬你就实实在在地咬你，不会咬了你还让你感觉不到。

我们要永远坚定地相信自己的感觉系统没有问题，听觉、视觉和皮肤触觉以及我们的记忆也都不会有问题，我们不会做了自己这么害怕的事情还不知道、还记不住。我们有的仅仅是强迫症，而不是"感觉缺失症"、"行为失控症"或者"记忆不良症"。

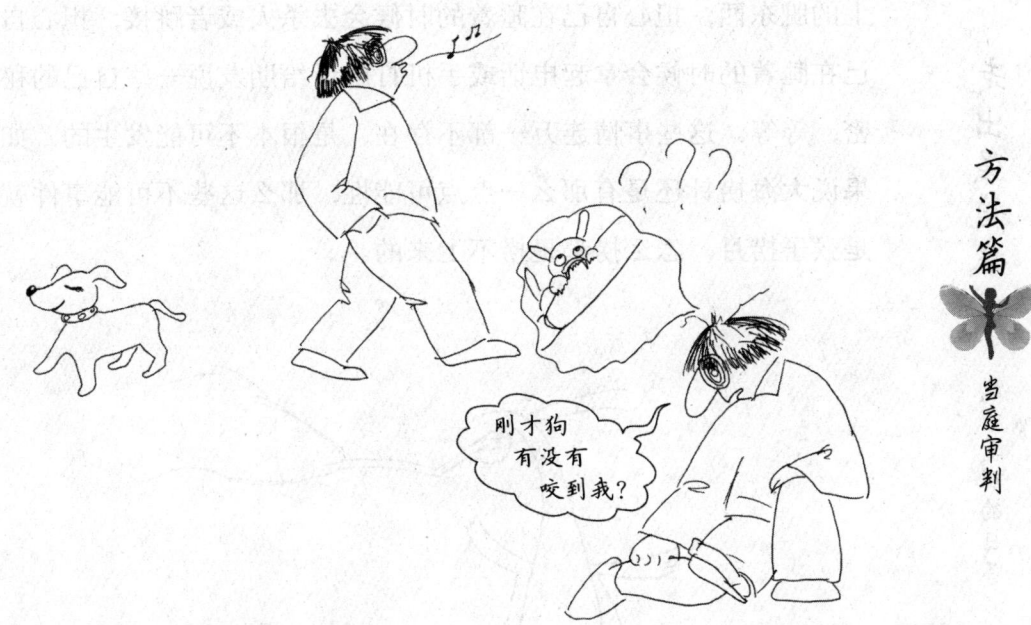

可能遇到的问题十三：

当然有的朋友会说，那要是丢了什么东西或者忘了什么事情，我们真的无法感觉得到啊。关于这个问题的解答请参考下面的无视经验罪。

强迫症第九宗罪：水中捞月罪

在前面的序列事件概率分析里，我们提到很多强迫症朋友害怕的都是小概率事件，都是大海捞针的事情。强迫症朋友担心的还有一类是不可能事件，即根本不可能发生的事件，这类事件是水中捞月的事情。

比如，当走过垃圾桶时，我们担心里面的垃圾会飞到嘴里来；我们担心电脑屏幕上的"艾滋病"三个字会传播艾滋病；听到外面的狗叫声担心感染狂犬病；担心菜里面的红辣椒上有艾滋病人的血；担心自己会在不知道的情况下把小孩弄死；担心自己会把舌头咬下来；担心刚才上街的时候没穿衣服；担心自己会去舔地上的脏东西；担心自己在睡着的时候会去杀人或者跳楼；担心自己在睡着的时候会拿起电话或手机打电话给朋友说一些自己的秘密，等等。这些事情连万一都不存在，是根本不可能发生的。如果说大海捞针还是有那么一点点可能性，那么这些不可能事件就是猴子捞月，怎么捞都是捞不上来的。

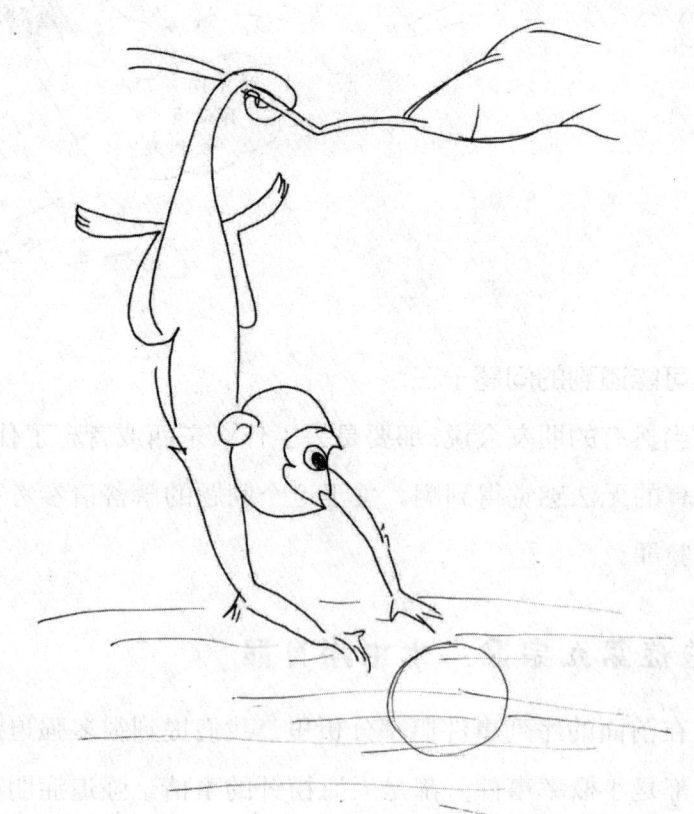

审判工具十六：常识可以判断的东西不需要找专家

比如说我们看到一头猪，一眼就能看出来这是一头猪，其他人根据常识也能准确判断出这是一头猪。但我们不相信自己，不相信常识，我们会想万一不是猪怎么办呢？还是找个动物专家来鉴定一下吧。于是，我们找来了第一个动物专家，专家告诉我们这是猪，我们心安了。可过不了多久，我们又开始怀疑，万一那个专家搞错了怎么办？于是，我们找来了第二个专家，第二个专家也告诉我们这是猪，我们又获得了暂时的心安。没过多久，我们就又开始怀疑了，如此循环反复，永无尽头。

所以，我们不断地检查、不断地重复、不断地上网查资料、不断地去做HIV检测等等。如果我们把自己的担心和别人说出来，别人根本都不需要考虑就会告诉我们这些是不可能的。用公共厕所会不会感染艾滋病？看到"艾滋病"三个字会不会感染艾滋病？听到狗叫声会不会感染狂犬病？垃圾会不会自己飞到我们的嘴里？……这些问题根据常识就可以判断是绝不可能发生的，我们要学会相信常识，这里根本不存在万一，没必要去做猴子捞月的愚蠢事情。

正常的生活是不需要处处都有专家来指导的，关键是我们强迫症朋友又根本不能完全地相信专家，所以才会做几次甚至几十次的HIV检测。我们也不能相信科学，科学告诉我们艾滋病的三种传播途径我们还是不放心；科学告诉我们大脑没有其他疾病，不会去做那些事情的，我们还是担心；我们也不相信客观事实，客观事实告诉我们担心的事情从来没有发生过，我们还是担心会发生。我们什么都不相信，只相信自己毫无理由的感觉。所以，我们无法正常地生活了。

可能遇到的问题十四:

"我怎么能知道这些都是不可能的呢?我就是因为无法确定才会这样的啊。"当我们无法相信自己的时候,要选择去相信别人。不要认为别人不是专家,他们的回答就是不可靠的,就像上面所说的常识能判断的东西就不需要找专家。事实胜于雄辩,别人的生活经历告诉我们,他们没有如此地担心和预防,他们生活得很好,什么都没有发生,这就是事实。所以,当我们无法判断的时候,可以问问家人或者朋友,若他们告诉我们没事、不用担心,那就是不用担心的。

很多强迫症朋友的家人已经被问得不耐烦了,这时,我们就不能再像以前那样问他们了。记住,所有的问题只需要问一遍,然后坚定地相信别人的答案,就算我们还是很焦虑很担心,也不要再问第二遍了。事实会再次告诉你,担心和焦虑是没必要的。

强迫症第十宗罪:无视经验罪

中国有句古话叫不撞南墙不回头,强迫症是有过之而无不及,是撞了南墙还不回头,撞得头破血流仍然不回头。我们现在需要学会的并且需要牢记的是:"南墙只需要撞一次!"

怀疑、检查,不断地怀疑、不断地检查。多年来,我们每天重复着这样相同的事情,就是无法停下来。检查门是否锁好了;检查窗户是否关好了;检查煤气是否关好了;检查水龙头是否关好了;检查电脑是否关好了;检查电源是否关好了;检查名字是否签对了;检查是否撞人了;检查是否伤害别人了;检查是否被狗咬了;检查是否有针头;检查要扔的东西里是否有重要私人信息;检查是否走路时掉了东西;离开一个地方检查是否落下了东西;检查做过的事情是否做好;检查说过的话是否说明白了;检查自己是否理解了别人的意思;检查题目是否都看全了;检查作业是否都完成了，等等，等等。昨天检查了，今天还要检查，明天仍然要继续检查，虽然不想检查，但仍然一天一天地继续着检查。我们似乎永远都不能从检查中学到东西。

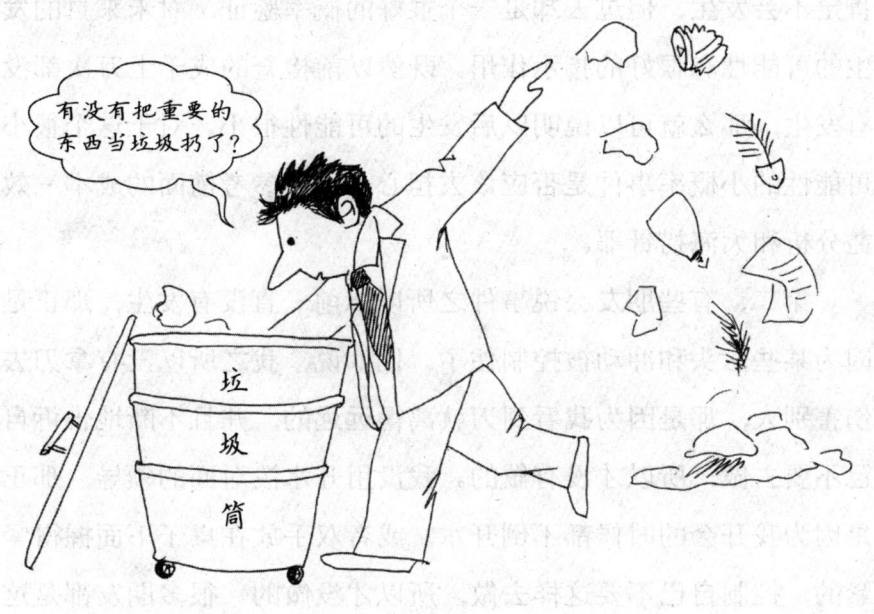

审判工具十七：从以往的经验中学习

我们可能已经检查了几年，有些朋友甚至检查了十几年，检查了成千上万次，但我们并没有从这成千上万次的检查中学到什么。不能从经验中学习主要有以下几种原因。

第一，我们认为过去只能说明过去，过去并不能预测未来，一直想要排除未来的概率和可能性。比如说，我已经在大街上走了30年了，这30年里都没有被车撞到，但这并不能说明我以后也不可能被车撞到。是的，毕竟以后发生的可能性是无法排除的。所以，强迫症朋友会说，以前虽然都没有门没锁好的情况发生，但并不代表这次也锁好了啊，所以这次还是要检查的。从道理上讲这完全正确，如果我们仅仅是检查锁门而已，并且每次都是检查一遍的话，那也不需要改变了，一辈子这样也没什么关系的。只是我们不仅仅需要检查门，而且还要检查其他很多东西，而且每次检查都不是一遍。我们需要检查的东西很多，检查的遍数也不少，这就需要改变了。虽然过去没有发生的事情不能确定未来就肯定不会发生，但过去却是一个很好的概率验证，对未来真的发生的可能性有很好的指示作用。既然以前检查的成千上万次都没有发生，那么就可以说明以后发生的可能性很小。对于这个很小可能性的小概率事件是否应该去担心，可以参考前面的成本-效益分析和大海捞针罪。

第二，有些朋友会说事件之所以以前一直没有发生，那正是因为某些念头和冲动被控制住了。比如说，我之所以没有拿刀去伤害别人，那是因为我看到刀就离得远远的，并且不断地告诉自己不要去做，所以才没有做的。我没用开水泼对面的领导，那正是因为我开会的时候都不倒开水，或者双手放在桌子下面握得紧紧的，控制自己不要这样去做，所以才没做的。很多朋友都是这样，认为我们没有做那些可怕的事情，正是因为自己的控制和回避。对于这样的朋友，我们需要来考察一下，在我们没有得强迫症之前是什么样的。在我们没有得强迫症的时候，从来都没有做过这类的事情。那么，从没有强迫到有强迫这个过程中到底是什么发生了变化呢？是不是我们的胆量变大了，以前不敢做的事情现在都敢做了呢？当然不是了。那是不是我们的行为控制能力降低了，以前可以控制而现在无法控制了呢？答案当然也不是了。相反，我们的胆量变小了，控制能力增加了。从没有强迫到有强迫变化的是我们平白无故多出了一个担心，其他的什么都没变。是我们开始担心自己会这么去做了。所以，我们仅仅是多了一个担心而已，我们是否去做一件事情由诸多因素决定着，如需要、动机等，而不是因为我们担心我们就真的会去做。我们以前不会做的事情，现在依然不会去做，这点我们要坚信。要坚信我们仅仅是多了一个无缘无故的担心,其他方面没有变化。

对于那些已经检查过无数次的事情,我们需要相信真的不需要再继续检查下去了。因为事实已经无数次地告诉我们,这是在做无用功。

附:从以往的经验中学习表格(在第一列写下过去的经验,第二列写下当时的想法和担心,第三列写出最后的结果。第一行是示例。)

过去的经验	预测/想法	真实的结果
昨天锁门检查了6遍。	担心门没锁好。	事实上第一次就锁好了。

可能遇到的问题十五:

也许有的朋友真的曾经有一次忘了关掉家里的电灯电源,或者走路的时候真的丢了东西。如果是这样,那太好了,我真的要恭喜你。想想那次你真的忘关电灯电源的事情,后来到底发生了什么呢?你的生活真的因为那次忘关电源而彻底改变了吗?也许根本没有发生什么。那次走路丢了东西之后,你就无法生活了吗?想想这些你就会明白,原来就算真的发生了也没什么大不了的。我们原来的思路是自己以前真的丢过东西,所以现在真的需要检查。这样的"一朝被蛇咬十年怕井绳"是过度的。再想想那些家里真的被人偷过、家里真的失过火、路上真的丢过东西的人,他们之后是不是就真的无法生活了呢?当然,这样说并不是让我们变得马虎大意,该细心的地方还是要细心的,但凡事都要有个度,都不能过度。比如,关煤气、电源、锁门这样的事情,你可以检查一遍,但不能检查很多遍。正常的检查一遍几秒钟就可以确定的事情,你不需要站在那里看上几分钟,甚至是十几分钟。我们要把自己的行为控制在一个正常的范围内。

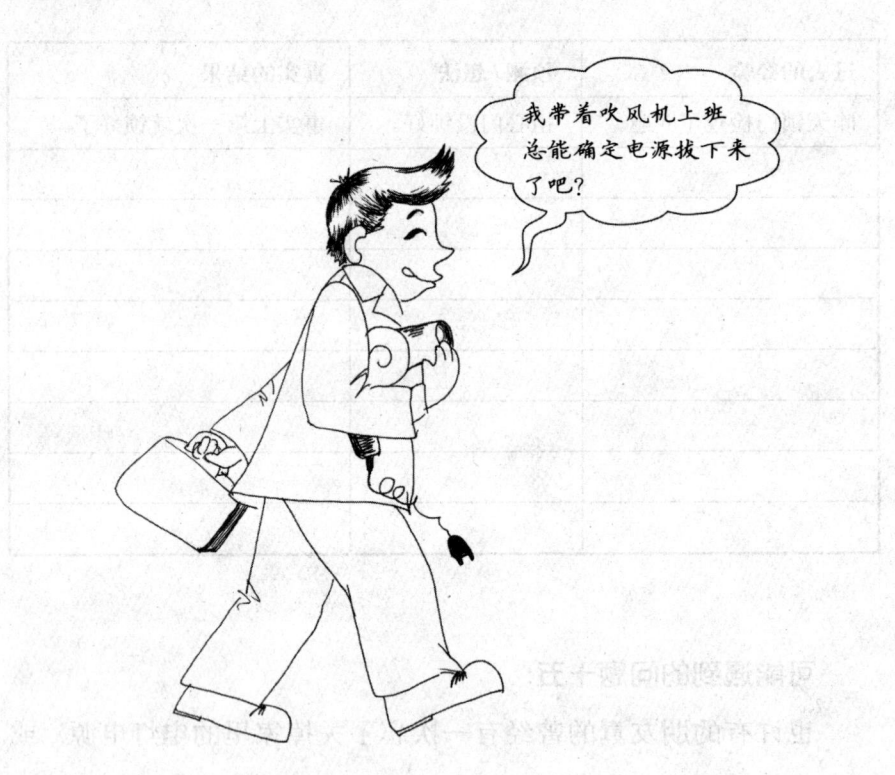

审判工具十八：向其他人学习

看看我们身边的人是不是也和我们一样地怀疑和检查呢？他们没有这样做。他们是不是经常忘关门、忘关电源呢？他们是不是经常丢东西或者离开一个地方的时候经常落东西呢？应该也没有吧。这里需要搞清楚的是我们到底什么地方和别人不一样？是不是我们比别人的记忆力更差呢？是不是我们比别人更容易忘记做一些事情呢？是不是我们比别人的办事能力更差呢？是不是别人都能一次性把门锁好，而我们没有这个能力呢？是不是我们比别人更容易丢东西呢？是不是我们的免疫系统比别人更差呢？是不是我们身上比别人更容易有伤口呢？是不是我们比别人更容易生病呢？是不是我们所处的环境比别人更危险呢？很显然，在这些方面我们和周围的人相比都是一样的，这点必须坚信。我们和别人的不同在于我们会无缘无故地怀疑和担心。既然其他方面都和别人一样，所以，别人不需要经常检查，我们也不需要经常检查，因为我们并不是真的没做好这些事情，只是多了一个无缘无故的怀疑，这个怀疑是犯罪嫌疑人，是虚假空的。记住：像正常人一样生活，你就是正常人！你的家人锁一次门就离开了，你就向他们学习锁一次就离开。你的家人走路不需要回头看看，你也要像他们一样不要经常回头看看。你的家人买回来的东西不需要洗，你也不需要洗。你的朋友可以正常地去公共厕所，你也学着和他们一样地去公共厕所。总之，别人怎么做，你就怎么做。你做了不会发生比别人更严重的后果。

当然，说起来容易做起来难。但是，"难"并不等于做不到。只要你真的想过正常的生活，那么你就完全能做到。我们之所以做不到，就是因为我们害怕焦虑和恐惧。对于焦虑和恐惧我们后面有专门的论述。现在简单地说一下就是，不必害怕焦虑和恐惧。

附：向其他人学习表格（在第一列写下我们遇到的情况，在第二列写下我们的想法和行为，在最后一列写下其他人遇到相同的问题会如何处理。第一行是示例。）

我遇到的情境	我的想法或行为	其他人遇到相同的情况时可能出现的想法或行为
看到不远处有条狗。	会不会咬到我了，去打狂犬疫苗。	不在意看到这条狗，也不会担心在自己不知道的时候咬到自己了，更不会想去打狂犬疫苗。别人怎么活我就怎么活。

上面我们仅仅从理智上分析了强迫症的一些认知偏差和应对的办法。但是，对于强迫症朋友来说仅仅从道理上明白还是不够的。我们的焦虑不会因为明白了这些道理就会消失。为什么会这样呢？这个可以用条件反射理论来解释。

在强迫症的开始阶段，我们的焦虑是由于对闯入性的想法、图像和冲动的错误评价引起的。经过多次反复之后，这些闯入性的想法、图像和冲动与焦虑、恐惧就形成了稳定的条件反射，这样就可以直接激活恐惧系统。所以，很多时候我们从道理上懂了，可遇到相同的情境仍然还会感到焦虑和恐惧。对于这种条件反射，可以通过下面的暴露练习来消除。

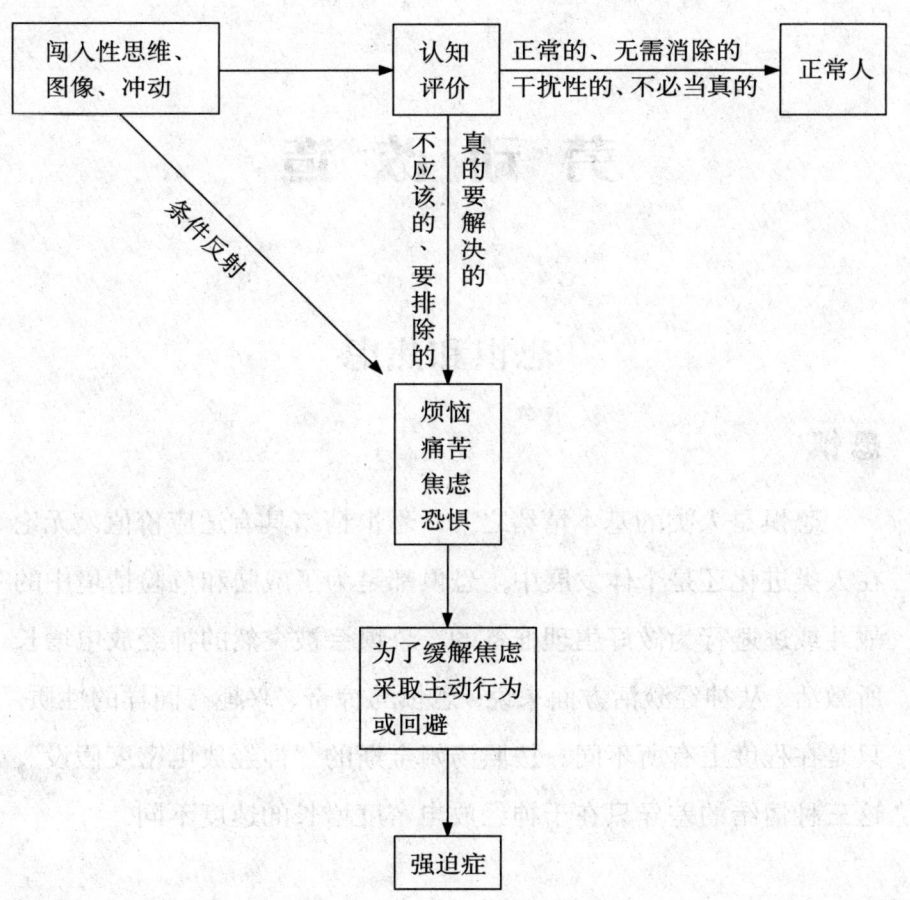

劳动改造

恐惧和焦虑

恐惧

恐惧是人类的基本情绪之一，恐惧情绪具有适应价值。无论在人类进化还是个体发展中，恐惧都是为了威胁和危险情境中的战斗或逃避行为做好生理准备的。恐惧会被突然的神经放电增长所激活。从神经激活方面来说，恐惧与惊奇、兴趣有同样的性质，只是在程度上有所不同。按照汤姆金斯的"神经放电密度假设"，这三种情绪的差异只在于神经放电密度增长的速度不同。

了解我们的神经系统

在我们的神经系统中有一个控制内脏（心脏、血管、肺、肠、胃等）、心血管、平滑肌和腺体的神经系统，叫内脏神经系统。这个神经系统通常不受人的意志的控制，是不随意的，所以又称为自主神经系统。又因为它主要是控制和调节动、植物共有的物质代谢活动，并不支配动物所特有的骨骼肌运动，所以也称为植物神经系统。自主神经系统又分为交感神经系统和副交感神经系统。交感神经和副交感神经都是内脏运动神经，常共同支配一个器官，形成对内脏器官的双重神经支配。也就是说，我们的某一个内脏器官既受到交感神经控制又受副交感神经控制。交感与副交感神经对同一器官的作用既是相互拮抗又是相互统一的。例如，当机体运动时，交感神经系统兴奋增强，副交感神经兴奋减弱，相对抑制，于是出现心跳加快、血压上升、支气管扩张、瞳孔扩大、消化活动受抑制等现象。这表明，此时机体的代谢加强，能量消耗加快，以适应环境的剧烈变化。当机体处于安静或睡眠状态时，副交感神经兴奋加强，交感神经相对抑制，因而出现心跳减慢、血压下降、支气管收缩、瞳孔缩小、消化活动增强等现象，这有利于体力的恢复和能量的储存。可见，在交感和副交感神经相互拮抗又相互统一的作用下，机体才得以更好地适应环境的变化，才能在复杂多变的环境中生存。

自主神经系统不在我们的直接控制之下，这点对我们所有神经症的痊愈都非常关键。因为我们总是在努力地想要控制这些感觉，认识到这种感觉无法控制从而顺其自然地去接纳，这是我们痊愈的根本。

恐惧是正常的，有时也是必需的

焦虑和恐惧是每个人都会体验到的、自然的情感状态。它们是人类所共同具有的体验之一。只要人认为有不好的事情或者威胁性的事情可能会发生，就会出现恐惧。这些威胁性的事情包括：身体的威胁，如可能生病、发生事故或死亡；社会的威胁，如可能被羞辱、拒绝或者嘲笑；心理的威胁，如可能发疯、失去控制或是失去能力。

科学上，这种即时的或短期的恐惧被称为战斗－逃跑反应。之所以这样命名，是因为它的作用在于影响机体做好准备，采取攻击的行为或是尽快逃避危险。因此，恐惧最重要的目的是要保护人们远离危险。当人类的祖先还生活在山洞里的时候，遇到危险马上采取行动是至关重要的。恐惧能使他们立即采取行动、攻击或是逃跑。就算是在当今世界中，这个战斗－逃跑反应也是一种必要的机制。想一想，一个人在横穿马路时，一辆按着喇叭的汽车突然朝他开过来。如果这个人一点也不恐惧，就很可能被撞死。事实上，真正发生的是这个人的战斗-逃跑机制发挥作用，他立刻跑开了。这一幕的道理很简单——恐惧的目的是保护人，而不是伤害人。它是人类的一个生存机制。恐惧意味着适应生存。

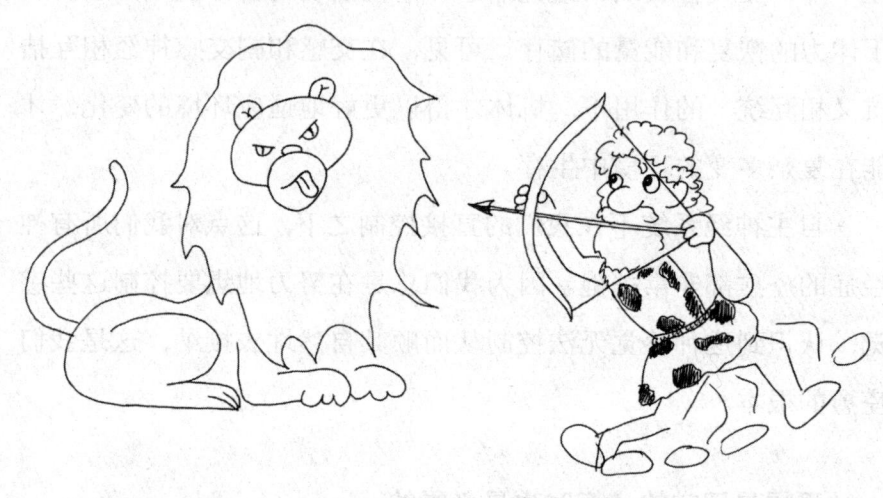

当躯体感觉到危险的时候，大脑发送信息到自主神经系统的一个部分。自主神经系统存在两个子系统或分支，就是上面提到的交感神经系统和副交感神经系统。这两个神经系统直接参与控制人体的能量，并为行动做准备。简单地说，交感神经系统是战斗-逃跑系统，它释放能量并为身体行动做准备——攻击或逃避。副交感神经系统是储存系统，将身体恢复到正常状态。

交感神经系统的激活促使肾上腺释放两种化学物质——肾上腺素和去甲肾上腺素。这些化学物质轮流被用作交感神经系统的递质，以保持躯体激发的状态。因此，一旦开始活动，就常常会继续下去并在一定时间内增强。然而，另外一个重要问题是了解交感神经系统的活动会通过哪两种方法停止：第一，身体里其他化学物质最终破坏了肾上腺素和去甲肾上腺素这两种化学递质；第二，副交感神经系统被激活，使得躯体恢复到放松状态。副交感神经系统是人体内的保护器，它可以防止交感神经系统失去控制。

另一个重要的观点是，肾上腺素和去甲肾上腺素这两种化学递质完全破坏需要一定的时间。因此，即使交感神经系统停止了反应，人有时也很可能感到紧张，因为这些化学物质还在人体系统内循环。所以，我们不可能在恐惧状态下马上恢复平静，这需要一段时间，我们需要耐心地等待。

通过上面的介绍，我们必须明白，恐惧情绪是人类为了自身的存活和种族的延续必须具备的情绪，偶尔感到恐惧是完全正常的。当我们生病、失业、面对升学压力或者考试失败、同家人或者同事发生冲突等情况下，都会产生类似的情绪体验，这些恐惧只有在死亡的时候才能最终结束。所以，我们的目标不是消除恐惧，这是不可能的，明智的也是最好的办法就是尝试理解恐惧，并接纳恐惧。请不要把它们视为敌人，而是当成正常的反应，请接纳每一次的恐惧状态。如果你不能战胜它们，就请你参与其中并把敌人变成朋友。

焦虑

焦虑是一种复合情绪，和恐惧的关系十分密切。简单地说，焦虑就是未解决的恐惧，或者说焦虑就是对恐惧的恐惧。

恐惧－肾上腺素分泌－焦虑－更加恐惧的恶性循环

现在，我们已经知道恐惧是由于交感神经系统接受到来自大脑的威胁信息而被激活，分泌肾上腺素和去甲肾上腺素引起的。如果我们害怕这种恐惧的感觉，焦虑就产生了，也就是对恐惧的恐惧。这时，恐惧本身成为了一个刺激源，我们的大脑就会再次发出威胁的信息，我们的交感神经系统因为又收到威胁信息而更多地分泌肾上腺素和去甲肾上腺素，我们也就会感觉到更加恐惧，这种加强了的恐惧又会引起更大的焦虑,大脑再次发出威胁信息,如此恶性循环。

强迫症主要有两种核心情绪:第一种是对外界的刺激源或者自己想象出来的刺激源感到恐惧;第二种情绪是对恐惧的恐惧,就是焦虑。比如说,我们看到红颜色的液体感到很恐惧,这时是单纯的恐惧,慢慢地,我们就会害怕看到红色液体时的那种恐惧的感觉,这时就出现了焦虑。由于焦虑的出现和存在,我们就会尽量避免恐惧的发生,也就是回避那些能引起恐惧的情境。如果引发恐惧的是我们自己头脑里的想法、念头、冲动或图像,我们就会想尽一切办法来抵制和控制这些想法、念头、冲动或图像的出现。前面已经说过,这种抵制和控制不但不会真正地起作用,反而会使这些想法、念头、冲动和图像更加频繁地出现。所以,不管是外在的还是内在的能引发恐惧的情景都是无法避免的,这时我们就会发展出强迫行为或者仪式行为来缓解恐惧。但这些行为无异于吸毒,都只是暂时有效,从长远来看都只会加重我们的症状。慢慢地,这些行为本身也会让人变得非常痛苦,于是,我们就陷入了不实施强迫行为痛苦、实施强迫行为也痛苦的两难境地。由此不难看出,在我们的症状持续和发展的过程中起关键作用的是对恐惧的态度,也就是焦虑。如果没有焦虑,我们就不会真正患上强迫症。

一定要明白我们神经系统的工作方式,从而调整对恐惧的态度。恐惧肯定会自然地过去,只要我们不去害怕它,体内的其他化学物质和副交感神经系统自然会使我们恢复平静,我们需要的只是等待而已。避免陷入恐惧－肾上腺素分泌－焦虑－更加恐惧的恶性循环,能做到这一点强迫症就好了一半了。

要让强迫症朋友真正地接纳恐惧、不产生焦虑是一件不容易的事情。因为这种恐惧的感觉真的非常不舒服,没有人愿意去接

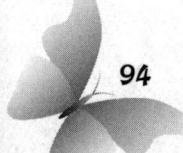

纳如此讨厌的感觉。因此，我们必须牢记两点：一是，恐惧在某种特殊的状态下是我们身体产生的一种正常反应，它不会一直持续，它最终会由于体内其他化学物质和副交感神经系统的激活而平静下来，只是这需要点时间而已；二是，如果我们害怕恐惧并想消除恐惧，那只会使我们更加恐惧。基于这两点我们需要去接纳恐惧。当然，你不能一下子完全接纳恐惧这是很正常的，不必因此而沮丧，但你必须坚持在这个方向上前进，哪怕前进得很慢，但方向不能变。这样你就已经踏上了康复的正途，只要你一直走下去，最终就能获得康复。

消除焦虑的方法

合理的预期

强迫袭来时我们感到恐惧，那种感觉是没有人喜欢的，很自然我们不希望自己有这种体验或经历。我们一直希望和盼望这种感觉马上消失，烦人的是强迫症并不会这么快速地消失。我们会在还没有强迫的时候就开始担心强迫的出现。我们可能很清楚地意识到在某种情境里强迫症必然会出现，所以，当我们还没有处在这个情景下时，就开始担心强迫出现怎么办。

我不敢上街，因为我知道只要我离开家肯定会遇到红色的东西，虽然我不能确定具体在什么地方会遇到，但我可以肯定它一定就在某个地方等着我。我害怕的并不仅仅是红色的东西，很多东西我都不敢碰，这使我更加害怕出门。所以，如果可以避免出门，我就尽量地避免；如果实在无法避免，在知道必须得出门时我就开始担心，担心遇到那些害怕的东西，担心那种感觉的出现。

我出门的时候尽可能少带东西，因为我知道每次离开一个地方我都需要检查是否落下了东西，为了使自己检查的时间少一点，更快更轻松地完成检查，能不带东西我就不带东西。当然，如果能避免出去，也就尽量地避免。

我一想到要去学校就害怕，我的眼睛总是看到旁边的东西，这使我无法集中精力听课，严重时会搞得头晕脑胀。

只要你有强迫症，你就会很熟悉这种对强迫症的预期焦虑，而强迫症又是欺软怕硬的，你越是害怕它出现它就越会出现。这反过来又会使我们坚定这样的信念："你看，我说会强迫吧，真的强迫了吧。"这样，我们下一次之前就会更加害怕。

我们需要明白，强迫也许不会马上离开我们，在未来的一段时间之内它还会一直伴随着我们。但这并不可怕，真正可怕的是我们因此而回避，回避严重影响了我们的社会生活功能。记住那种恐惧的感觉是无害的，仅仅是一种激素分泌的增加而已，最终也会过去的。如果它们要来就让它们来吧。如果它们不会马上消失，那就让我们与它相伴吧。当我们要做什么事情之前又想到将要强迫时，试着对自己说："以我现在的状态出现那些恐惧和焦虑的感觉是正常的，不必担心它们出现，来就来吧，出现就出现吧，没有什么大不了的。我做我该做的事情，那种感觉必然会影响到我正在做的事情，那也没办法，影响就影响吧。我尽量去做就够了，慢就慢点吧，效率低就低点吧，能做到什么程度就算什么程度吧。做了总比不做要好点。至于那种焦虑的感觉，它愿意什么时候来就什么时候来，愿意待多久就待多久，愿意什么时候走就什么时候走吧。"抱着这样的心态，慢慢地我们就可以多做一些事情了。那些原来因为强迫而不敢或者不愿意做的事情，也可以慢慢地做起来了。随着我们能做的事情慢慢增多，我们的生活也就开始慢慢地变化，原来的恶性循环也变成了良性循环。这样，我们也许不会看到立竿见影的效果，甚至有可能这样做的初期焦虑还会多一些，因为我们原来的回避真的避免了很多恐惧的发生，现在我们去面对，焦虑多一些也是很正常的。这是一个良好的开始，良好的开始等于成功的一半，只要坚持下去，情况就会慢慢地发生变化。

对可能出现的强迫症要有合理的预期。不要担心它的出现，也不要想着怎么样才能让它们不出现，也不要担心出现了怎么办？该来的总是要来，担心和焦虑只会让它来得更快更频繁。有很多朋友不明白为什么会这样。想想我们的神经系统是怎么工作的，这个问题就不难理解了。因为我们事先的担心和焦虑已经使交感神经系统处于临界状态或者轻微激活状态，注意力也变得狭窄，思维也变得不灵活。于是更容易注意和捕捉到那些令我们恐惧的信息，包括外界的和自身的，思维方向也变得单一化，很难从不同的角度来看问题，很难说服自己这些东西是不可能的或者是不可怕的。这时，我们那本来已经处于临界状态或者轻微激活状态的交感神经系统就会容易被激活或者激活的程度更加提高，这样我们就更容易被强迫侵袭。相反，如果我们没有事先的焦虑，那么，我们的交感神经系统就处于相对比较平静的状态，我们的注意力也不会很狭窄，思维也会灵活些。这样，我们就可能注意到更多的东西，而不仅仅是注意到那些令我们恐惧的东西。

当然，我们还是有可能注意到那些让我们恐惧的东西，但由于我们的思维还是相对比较灵活的，所以可以从不同的角度来看问题，更容易看到那些客观的、有更大可能性的方面，也可能多调动出我们已经学到的一些方法或者正确的想法。这样就更有可能说服自己不必如此得紧张。当然，我们仍然会有很多时间无法说服自己，但由于我们的交感神经系统并没有处于一种先前那样的临界状态，所以它的激活需要更大的刺激。即使是和前面相同程度的刺激，由于基础不同，对交感神经系统的激活程度也不会像前面那样高。所以，这种合理的预期，对强迫症的出现以及我们的恐惧程度都有很好的帮助。明白了这些道理，接下来的就是在实际生活中慢慢地应用了。

平静地接纳

合理的预期会使我们对强迫症的态度平和一点，之前的焦虑也自然会少一点，这能使我们进行更多的社会活动。但是，这并不会使我们的强迫马上消失，该来的还是会来。那么，在强迫再次袭来的时候怎么办呢？这时我们需要平静地接纳。以前强迫症一来我们就完全地陷入了恐惧之中，然后立刻采取行动，逃避或者实施强迫行为。这个过程中还会伴有其他的负面情绪，比如烦躁、愤怒、自责、沮丧等。这该死的强迫真是太烦人了，如影随形地折磨着我。这么一想，烦躁的情绪自然来了。还有，比如，为什么别人都不这样，我怎么这么倒霉呢？于是就愤怒了。自责是因为我们觉得自己总是控制不住自己，明明知道不必这样，但还是每次都会这样。沮丧是因为看不到尽头，不知道自己这样何时才能结束，好像永远生活在无边的黑暗里一样。这些负面的情绪虽然是完全可以理解的，但事实上对我们只有害处没有好处。我们的情绪本来就够糟糕的了，再加上这么多负面的情绪，我们的状态就会变得更糟糕。这更糟糕的状态又给强迫症提供了更加恣意妄为的环境。强迫症绝对不会罢手，它最希望看到的就是把我们搞得一团糟，你越是糟糕它越是汹涌，它没有丝毫的怜悯之心，更不会主动放你一马。

现在是时候该改变一下了，我们并不需要高深的理论，也不需要付出极大的努力。我们需要的就是换一种态度。这就是平静地接纳。前面已经提到过忍受、接受和接纳的区别。现在还要再次提到，因为这对强迫症的好转至关重要。首先要平静，不要急着采取任何行动（逃避或者实施强迫行为）。从事客服工作的朋友可能都听说过一句话，叫做"先处理心情，再处理事情"。这对于强迫症一样适用。先处理一下自己的心情，先不要去分析强迫的内容，先做几次深呼吸，呼气的时候在心里对自己说放松。这样做过几次，我们的情绪就会有所缓解。然后告诉自己："哦，它又来了。来就来吧，都是虚假空的念头而已，都是强迫症在捣乱，这些不是真的，蹲在脑子里的老虎是不吃人的。不必理会它，就让它在那吧。"

要知道接纳的是强迫念头和这些念头引发的恐惧情绪，而不是接纳我们的逃避行为和强迫行为。这种接纳虽然不会使恐惧的情绪马上消失，但它避免了恐惧——激素分泌——焦虑——更加恐惧的恶性循环。不要想着我已经接纳了，怎么还是恐惧呢？有这个问题就说明你还没有真正地接纳。真正的接纳是没有时间限制的，要一直接纳下去。告诉自己："它愿意持续多久就持续多久，愿意什么时候走就什么时候走吧。这些是由交感神经系统控制的，不受我主观意识的控制。不管它了，随它去吧。"接纳就是接纳，不要有太多的目的性。不要认为我接纳五分钟强迫就能好，也不要认为我已经接纳两个星期了怎么还是这样。不管我们接纳了多久，只要强迫还在，我们就需要一直接纳下去。

一个东西是否烦人、是否讨厌、是否厌恶，其实并不取决于这个东西本身，而是取决于我们用什么态度来看待它。强迫症也是如此，我们觉得它烦人它就烦人，我们接纳了它，觉得它不烦人它也就不烦人了。道理很简单，只是一念之间而已。话又说回来了，就算我们觉得它烦人，它也不会因此而离开。既然无法改变，还不如与它和平共处的好。对于无法改变的东西，接纳是一种智慧。

有些朋友会说，接纳根本就是骗人的，治标不治本，甚至连标都治不了。这么说也许是对的。正如，大家看到的或者经历过的一样，我们接纳了，但强迫的症状依然存在。是的，症状依然存在，但要知道任何事情都需要过程，也都需要方法。接纳能有效地阻断恐惧——激素分泌——焦虑——更加恐惧的恶性循环。这个循环也就是森田所说的精神交互作用，而这个精神交互作用是使我们的症状持续存在和发展的关键因素。只要这个恶性循环阻断了，我们的症状就不会继续发展下去。接纳是我们继续好转直至最终痊愈的基本前提。不要急着一下子治本，悠然一点慢慢来。对于单纯的强迫观念来讲，只要做好了接纳，事实上是完全可以治本的。接纳，平静地接纳，每次强迫来临的时候你都这样去做，渐渐地，你就会发现生活轻松了许多。

悠然地等待

前面已经提到交感神经系统的活动会通过两种方法停止：第一，身体里其他化学物质最终破坏了肾上腺素和去甲肾上腺素这两种化学递质；第二，副交感神经系统被激活，使得躯体恢复到放松状态。这两种方式都需要时间，所以我们需要等待。悠然和前面的平静是一个道理，就是我们的心态要平和，要悠然，不要急躁，要放松一些、飘然一点。态度的转变对我们强迫症的好转至关重要。我们任何时候都需要一种积极的态度、悠然的态度、飘然的态度。

等待并不是让我们什么都不做，而是继续我们正在做的事情，或者应该做的事情。强迫行为不是我们应该做的事情，所以不要去做。如果你在和别人说话，那就请你继续说话；如果你在看书学习，那就请你继续看书学习；如果你在工作，那就请你继续工作；如果你在娱乐，那就请你继续娱乐。该做什么就做什么，带着你的强迫思维，带着你的恐惧继续做下去。这时不要有太高的要求和期待。在这种状态下，你所做的事情不可能和没有恐惧的时候完全一样，你当然会受到影响，思维可能变慢了，效率可能降低了，可能会出现一些小的失误和过错。

没关系，这些都是正常的。你需要的就是以现在的状态尽力去做就可以了。比如，平时我们跑百米都是12秒，可今天你的脚扭伤了，所以你只能跑14秒了，这是很正常的。不要要求自己在脚扭伤的情况下也和没伤的情况下一样跑12秒，这是不现实的。当然，如果真的是脚扭伤了，我们自然不会有这种要求。所以，我们即使跑了14秒也是没有烦恼的，完全接纳的，这就是关键。对于强迫症，正是由于我们不能像接纳脚伤一样地去接纳，所以才会如此地痛苦和烦恼。

当然，很多朋友会说强迫症和脚伤完全不一回事，你这样举例子完全是在胡说八道。脚伤是没办法改变的，那是客观事实，而强迫症不是，那都是我自己脑子里想象出来的。别人都不会这么想，就我自己这么想。我的想法我当然能控制了，但脚伤我是控制不了的。所以，这两个不能类比。是的，也许从症状表现上来看，这两者完全是两回事，但从哲学的客观事实来看，这两者是完全一样的，那就是凭我们的主观力量都无力改变。

很多人根本不相信我的话。你们可以想想，如果凭主观抵抗真的可以消灭闯入性的强迫思维的话，这么多年你一直都在努力，为什么症状还在呢？你真的能控制强迫思维的出现吗？所以，我们需要接纳强迫念头，接纳恐惧，同时也接纳它对我们效率和准确度的影响。悠然一点，慢慢来。等待身体里的其他化学物质来破坏已经分泌增多的激素，等待副交感神经系统来使我们恢复平静。等待这种焦虑和恐惧的自然过去。如果你真正地接纳了,真正地等待了,这个过程是不会太久的。

有风吹过的浪漫

我们可以把强迫症比喻成一阵风,把我们自己比喻成一棵树。我们这棵树站在大地之上,必然会经历夏天的烈日、冬天的严寒。生活中总会遇到各种各样的烦恼,学业压力、工作压力、人际冲突、家庭矛盾、失业、生病等,这些烦恼就像风霜雪雨会光临大树一样时不时地来打扰我们,而强迫症就是这诸多烦恼中的一种。当我们站在那里,风还没有吹来的时候,就好好地享受现在,享受此时此刻,不要去担心下一次的风会在什么时候吹来,它爱什么时候吹来就什么时候吹来吧,等它吹来的时候再说。这就是合理的预期了。

当风真的吹来了,不要慌乱,不要烦躁,吹就吹吧。风吹来的时候树叶自然会哗哗作响,风大的时候甚至树干都会跟着晃动。这种哗哗作响就相当于我们的恐惧,当风吹来的时候会有这种反应是自然也是必然的,不必理会。正如郑板桥的诗所说的那样:"咬定青山不放松,立根原在破岩中。千磨万击还坚劲,任尔东西

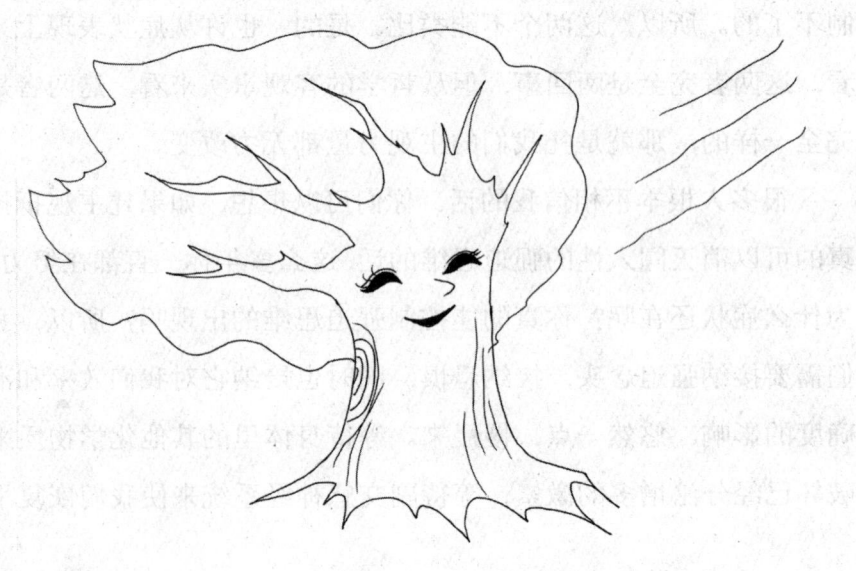

南北风。"不管是哪种强迫，都只不过是东南西北风而已，这就是平静地接受。

就让树叶响吧，就让恐惧掠过我们身体的每一个角落吧。去面对它，去经历它，去接纳它。风终会过去，恐惧也终会过去的，对此什么都不要做，静静地等待这阵风的过去，树叶自然就不会响了，这就是悠然地等待。

用这种有风吹过的超然态度来面对强迫，强迫也就没有那么可怕了。

消除恐惧的方法

暴露

在上个世纪70年代之前，最常见的心理学方法还是源于弗洛伊德的精神分析。那时假设我们的恐惧是没有得到解决的潜意识冲突引起的，借助于自由联想、释梦等心理分析的技术来寻找潜意识的冲突和童年的根源。如果我们自己认识到这些根源，那么恐惧自然就会消失。这种治疗形式非常耗时，可能要持续几年的时间，而且在科学上也没有证明心理分析方法特别有助于消除恐惧感。这时，行为主义进行了与之相反的思考，并带来了对恐惧和强迫症治疗的一场革命。对于我们的恐惧来说，行为疗法可以在几天或几周，即使在不顺利的情况下，几个月之内就能取得明显的效果。

暴露就是行为疗法中的一种。我们并不认为强迫的好转需要找到潜意识的根源，而是将恐惧本身作为主要的问题，并力求直接消除恐惧。不去找什么童年的经历，而是要求我们直接面对所

注：如果你有身体上的疾病，如心脏病、哮喘、胃溃疡或肠功能紊乱等，请不要自己进行暴露练习。

恐惧的环境，直到可以忍受这种环境为止。很多研究的结果都支持这种疗法的有效性。

暴露的基本原理：和我们所恐惧的环境或者东西待在一起，直到习以为常为止。只要我们坚决果断地面对所恐惧的东西，恐惧就会减弱。事实已经证明，只要暴露的时间足够长，那么恐惧最终会消失。

关于暴露的时间：单次暴露的时间越长越好。五次半个小时的暴露练习肯定没有一次两个小时的暴露练习效果好。有的朋友暴露十几分钟之后恐惧和焦虑就开始下降，有的可能需要几个小时。对于强迫症朋友来说，一般90分钟是恐惧开始降低的必需时间。我们不要害怕暴露所带来的恐惧，暴露练习必然会带来恐惧，也正是因为我们恐惧所以才需要暴露练习的。对待这种暴露练习产生的恐惧，就像我们前面提到的一样，平静地接纳，悠然地等待。不要主动想办法缓解这种恐惧。我们需要一直和恐惧待在一起，直到恐惧消除为止。不要中途放弃，也不要屈服，直到恐惧真正减退。

越是有勇气面对我们最害怕的恐惧情境进行暴露练习，我们的强迫康复也就越快。当然，这并不是那么容易做到的。你可以将所有的恐惧对象都列出来，并按恐惧程度从0到100打分。0分是一点都不恐惧，100分是极度恐惧，50分是中等恐惧。然后，从30分的项目开始进行暴露练习。逐步提高恐惧等级，可以3天提高一个等级（10分），也可以一个星期提高一个等级。最后，在100分的等级上反复地暴露，直到我们康复为止。

事实上，暴露练习所产生的恐惧并没有我们预想的那么严重。很多人原来认为去接触自己恐惧的东西是无论如何都无法忍受的，但当他们真正去做的时候，其实只经历了较少的恐惧。暴露练习所产生的恐惧不会对人体产生什么真正的伤害，更不会使我们疯

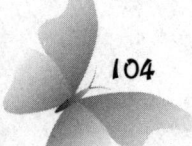

掉。即使我们在暴露练习时真的产生了非常严重的恐惧感，也没关系，只要坚持下去，它们也会最终烟消云散的。这种面对恐惧、经历恐惧的暴露练习是康复的最好途径。

唯一的原则：不要逃跑！坚决地面对。如果一个环境或者东西让我们恐惧，就很容易逃跑。然而，一旦选择了逃避，那么恐惧就会持续，下次面临类似的情况就更有可能再一次地逃避，这就使我们的社会功能受到损害。其实，强迫症的恐惧不是真正来自于外界的环境，而是来源于我们自己的内心。想想在相同的环境下或者面对相同的东西时，别人并没有如此恐惧，也没有发生什么灾难性的后果，所以我们也不要逃避，像正常人一样生活你就是正常人。在进行暴露练习之前，我们需要弄清楚真的去做了到底会发生什么。如果真的会发生灾难性的后果，那当然不能去暴露了。做到这一点其实并不难，我们只需要看看周围的亲人和朋友。他们这么多年来经常使用公共厕所，也没有因此感染艾滋病或者其他什么疾病；他们每天都会使用钱，也没有因此而患上什么疾病；他们买回来的东西没像我们这样清洗，他们每天锁了门就走，也没有反复地检查煤气，不也活得好好的吗？我们所处的环境的危险程度和其他人是一样的，我们并不比其他人更容易感染疾病或者更容易受到伤害。我们的行为也是正常的，并不是我们真的锁不好门或者控制不住自己的行为。我们的一切都是和别人一样的，只是我们会平白无故地怀疑和害怕而已。所以，问题不在于环境到底是不是危险，而是我们主观错误地认为危险。既然环境是安全的，那么我们进行暴露练习就是安全的，对此不必担心。和整天生活在这种环境中的其他人一样，你也不会因为暴露练习而真的发生什么危险。

每次暴露练习都需要足够的时间，你需要在感觉到完全可以忍受了或者恐惧降低至少一半的情况停止本次暴露。当然，只要愿意，你完全可以延长暴露的时间，直到你自己觉得满意为止。我们需要点耐心，对一个东西的恐惧，不会因为一次的成功暴露而彻底消失，我们需要反复暴露。一般来说，对于一个恐惧对象，我们进行三到五次的成功暴露，恐惧感就会明显降低。此时，我们就可以进入下一个等级的暴露练习了。

想象暴露

　　有些强迫症朋友所恐惧的内容是现实中不存在的，或者是无法进行现场暴露的，此时需要的是想象暴露。比如，某位朋友害怕自己家里电器的电源没拔下来而导致火灾，这是无法进行现场暴露的。想象暴露就是让他想象自己真的忘了拔掉电源而导致家里失火，把家里的一切都烧光了，妻子也因此和自己离婚，最后自己也因为过失纵火而被判入狱了。让他逼真地想象这一过程，直到自己不那么恐惧了为止。还有的朋友担心自己的签名有误或者被别人利用，带来官司或者造成严重损失而被判入狱，那么就让他想象自己真的遇到了这样的事情而最终被判十年有期徒刑。想象暴露的关键是不要认为这些是假的，是自己想象的，不是真的，而是要认为现在所想象的就是真的，这样才能引起足够的焦虑。如果想象不能引起足够的焦虑，那么这种想象暴露就是无效的。想象的过程中要求我们的注意力保持集中，想象的越逼真越生动越好。如果无法集中注意力，可以先把想象的内容口述录在MP3、手机或者电脑里，然后听着录音进行想象暴露。在暴露的过程中，不要采取任何方法来缓解自己的焦虑和恐惧，而是全心全意地待在这种焦虑或者恐惧里，等待这种感觉的自然缓解。

　　另外，想象暴露也可以用在现场暴露之前，就是让我们想象自己真的处在这种环境中了，直到我们能够平静地想象这种恐惧的环境，然后再到真实的环境中进行现场暴露练习。比如，我们

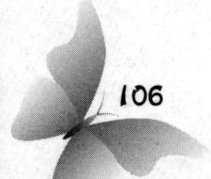

不敢直接摸公共厕所的门把手，可以先想象自己摸了门把手，并且没有洗手而继续做其他事情了。直到这种想象不那么恐惧了，我们再真的去摸公共厕所的门把手。

对于担心感染狂犬病而害怕猫狗的朋友，或者担心感染禽流感而害怕鸡鸭的朋友，可以先想象在30米远的地方看到猫狗鸡鸭，然后逐渐拉近这个距离，直到自己可以摸这些动物为止。在进行这样的想象练习之后再真的去现实环境中暴露。开始可以是离30米看到猫狗，不要逃跑，不要检查自己是否在不知道的时候已经被猫狗抓伤或者咬伤了，也不要去打狂犬疫苗。这样慢慢地拉近距离，可以是每周拉近10米，也可以每周拉近5米，总之视个人实际情况而定，直到可以正常地和这些动物接触为止。

暴露练习要有系统的计划，先把所有恐惧的东西写下来，按恐惧程度打分；然后安排每天做什么，每周做什么，严格地按照计划进行。

在暴露开始时，我们的恐惧可能暂时提高，不过没关系，只要坚持下去，恐惧最终会消失的。

在进行暴露练习前，需要对暴露过程中产生的恐惧有一个预先的准备。就是要明白，当我们进行暴露练习时产生恐惧是必然的，但这种恐惧最终会过去的，也就是前面提到的合理预期。不要对没有准备的项目进行暴露练习！

暴露练习对于我们大多数人来说是比较困难的，如果条件允许的话，还是建议大家能够接受正规的治疗；如果条件不允许的话，那需要我们做好积极的准备，并且要坚定信念；如果你觉得独自一个人无法完成这些暴露练习，就向你的家人或者亲人求助。

是否进行暴露练习的损益分析表

举例如下：

进行练习的好处	进行练习的坏处
1. 我将不会整天被恐惧所包围。 2. 我不需要每天花那么多时间来清洗或检查。 3. 以前很多不敢做的事情我都可以去做。 4. 心情会好起来。 5. 有更多的时间陪家人和朋友。 6. 能够得到家人的尊重和支持，减少冲突。 7. 我有更多的时间可以做自己喜欢的事情。 ……	1. 必须逼着自己忍受痛苦而不能实施强迫行为。 2. 逼着自己这么去做感觉压力很大。
好处占的百分比 =	坏处占的百分比 =
不练习的好处	**不练习的坏处**
1. 我可以任意地通过强迫行为来缓解恐惧和焦虑。 2. 不用逼着自己去忍受痛苦。	1. 我会继续怕这怕那的。 2. 我会继续花大量的时间在强迫上。 3. 我随时都可能被突发的强迫所折磨。 4. 我会影响家人的生活，甚至会产生冲突。 5. 生活得不开心，心情不好。 6. 很多喜欢的事情不能去做。 7. 越来越孤独、沮丧甚至绝望。 ……
好处占的百分比 =	坏处占的百分比 =

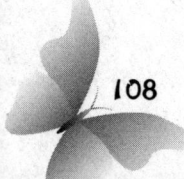

根据你个人的实际情况，认真地完成这个表格。从表格中不难发现，如果不进行练习的话，坏处远远多于好处，我们的症状也会越来越严重，生活也会越来越糟糕。相反，如果我们进行练习，虽然暂时要承受相对较大的痛苦，但最终却可以获得幸福快乐的生活。这就是中国的那句古话："长痛不如短痛。"

写出所有恐惧的情境，并建立焦虑等级

举例如下：

具体的情境	焦虑(恐惧)分数
1.出门时要反复检查，担心门没锁好。	30
2.在银行办理汇款等业务，担心自己拿别人的钱或卡。	40
3.拉公交车的扶手。	50
4.坐医院的凳子。	60
5.睡觉时要反复检查手机和电话是否关闭，电话线是否拔下来了，担心自己在睡着时给别人打电话说一些不好的东西。	70
6.走路要经常回头检查，担心掉东西。	80
7.离开一个地方必须反复检查，担心落下东西。	90
8.倒车，担心撞到人。	100

注：焦虑（恐惧）分数是指如果不去实施强迫行为会有多焦虑。

事实上我们所恐惧的东西不仅如此，还会有很多，上面的只是举例，请把自己所有的恐惧对象都列出来。

附：焦虑（恐惧）等级表：

具体的情境	焦虑(恐惧)分数

如果不能一下想起所有的恐惧情境，那么请持续一周记录你的情况。举例如下：

时间	情境	强迫思维	行为	分数			
周一	早上出门锁门	担心没锁好	检查5次	30			
	去超市买东西，刷卡消费	担心有什么陷阱	检查回执的背面	70			
	倒车	担心撞到人	下车检查	100			
	上班的路上	担心掉东西	回头检查	50			
	从理发店出来	担心东西掉在理发店里	回去检查	80			
	下班关电脑	担心电脑没关引起火灾	开机重关	90			
	去书店买书	担心自己在书上写了什么不好的东西	检查	90			
周二							
周三							
周四							

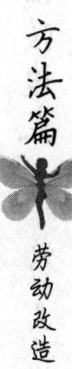

劳动改造

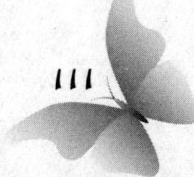

周五	周六	周日

事实上我们每天强迫的次数会很多,上面的只是例子,每次都如实记录就可以了。

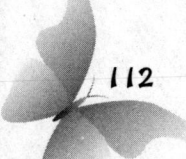

制定练习计划

周次	时间	暴露项目	开始暴露时的分数	结束暴露时的分数
第一周	9:00～11:00	每天锁门时不检查		
第二周	9:00～11:00	去银行办理业务不检查		
第三周	9:00～11:00	刷卡消费或在银行回执上签字时不要检查		
第四周	9:00～11:00	使用ATM机不检查		
第五周	22:00	睡觉时不要反复检查手机和电话是否关闭、电话线是否拔下		
第六周	8:00～9:00	走路不要经常回头检查		
第七周	13:00～15:00	离开一个地方不反复检查		
第八周	8:00～9:00	倒车后不检查		

对于不实施强迫行为的后果有两种可能性。一种是担心可怕的后果。比如，有些朋友认为走路时不回头检查，就真的可能丢了什么东西，如身份证，然后有人捡到了身份证就拿着我们的身份证去做一些什么不好的事情，贷款啊，买手机卡啊，等等，造成大额欠费，然后找自己来要钱；或者担心丢了手机，里面的一些私人信息被人发现并公布出去，造成所有人都知道自己的隐私。对于这样的朋友，在现场暴露之前可以先进行想象暴露，就是把自己害怕的后果都清晰地反复地想象，直到不怎么害怕为止，然后再进行现场暴露。另一种是知道不会发生什么可怕的后果，但就是感到焦虑和恐惧。这些朋友知道上述情况都是不太可能发生的，也不因此而害怕，但如果不回头检查就是难受，为了不难受所以要回头检查。这样的朋友可以不进行想象暴露。

另外，如果对一个项目进行现场暴露确实感到有些困难，可以在每次现场暴露之前进行50分钟左右的想象暴露练习。

准备好了恐惧等级表和暴露练习计划之后，就要开始严格地按照计划进行练习。练习的过程中需要记录焦虑分数的变化。当我们没有实施强迫行为，焦虑最终也下降了之后，我们可以认识到就算不实施强迫行为，也不会有什么可怕的后果发生。另外，每次记录分数的变化，可以使我们清晰地看到练习所带来的效果。这样可以强化我们继续练习，增强信心，使我们更加相信自己有能力控制强迫行为。为了取得更好的效果，每周进行五次暴露练习是非常必要的。

刚开始进行练习的时候可能会感到困难重重，因为我们原来都是尽量回避这些让我们焦虑的情境，或者强迫思维刚一出现，我们就直接通过实施强迫行为来缓解焦虑，现在却不能回避，也不能实施强迫行为了，我们的焦虑情绪可能会上升。这些都是正常反应，关键是要坚持，不要放弃。随着练习的继续进行，我们成功的体验会越来越多。对80分以上的项目进行练习时，可能畏难情绪会比较大，这也是正常现象，我们需要不断地看到已经取得的成果，并且不断地给自己信心和勇气，直到把所有的项目都暴露完成。那时，我们将体验到久违了的轻松与安宁。

行 为 阻 止

强迫行为的减少是强迫症治疗的主要目标之一。上面提到的暴露练习能够减轻强迫思维带来的痛苦，但是对于减少强迫行为，作用并不明显。为了增加效果，我们需要在进行系统的暴露脱敏的同时，严格地阻止强迫行为。

在暴露的同时，一定要严格地阻止我们的强迫行为。比如，我们现在暴露40分的项目，当接触了40分项目之后，我们坚决不可以进行强迫行为，如果接触了40分以上的项目，可以允许自己实

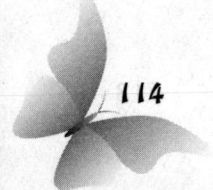

施强迫行为。也就是说，行为的阻止和暴露练习要同步进行。

阻止强迫行为的几种方法

觉知地做

所谓觉知地做是指我们在做一件事情的时候可以慢点做，注意力集中点做，有意识地参与和记住整个做的过程。比如，锁门的时候可以慢一点，仔细一点，这样锁好之后告诉自己：我刚才已经很认真地把门锁好了，不必再检查了。同样，关窗、关水龙头、关煤气、关电源、关电脑、打开文件等都可以这样做。

觉知地做不是完美地做，我们只需慢一点，仔细一点而已。不能变得非常慢。

随着练习，我们的不确定感会慢慢地减低。我们觉知的程度也就可以慢慢地减少，直到最后能正常地做。

推迟时间

推迟时间就是推迟我们实施强迫行为的时间。之前，我们是一体验到焦虑就马上去执行强迫行为，现在是要求我们过一会再去执行强迫行为。根据焦虑程度以及对焦虑的忍受程度，我们可以灵活地制定需要推迟的时间。

比如，我们以前是只要家人一回家就必须马上去洗澡，现在可以允许家人进屋15分钟之后再去洗澡。这时我们可以限制家人的活动，比如让家人坐在一个固定的位置什么都不能碰。暂时是可以这样的，等15分钟到了，我们可以选择再坚持15分钟还是现在让他们去洗。这两种选择都可以，当然最好是选择前者。同样，如果我们碰了钱之后想马上洗手，这时我们可以要求自己等15分钟之后再去洗，到了15分钟我们可以选择再坚持15分钟还是现在去洗。这两种选择都可以，当然最好也是选择前者。

然后需要每周延长这个等待时间。下周可以是30分钟，然后是45分钟，一直延长下去，直到我们可以不实施强迫行为为止。一般来说，如果我们能把这个时间延长到2个小时，那么，我们的焦虑就会明显地缓解，也就可能不再去实施强迫行为了。

当然也可以从5分钟开始，慢慢地延长到10分钟、15分钟、30分钟。具体的时间可以根据自己的实际情况来定。

这样做能否有效果最关键的因素是我们的信念。我见过在医院里因为想去洗而被绑在床上12小时的病人，当把他松开的时候，他第一件事做的还是去洗。这说明推迟了12个小时的时间依然没有效果，为什么会这样呢？这就是信念在起作用了。因为这样做是完全被动的，病人当时有一个信念："好，现在你绑着我，我做不了，你总不能绑我一辈子吧？只要你一松开我，我就马上去做。"正是这个信念使得他虽然被绑了12个小时还是要实施强迫行为。我们这个推迟是完全自愿和主动的。我们的信念应该是："本来就不需要去做的，只是我现在还不能完全做到，先推迟15分钟看看，到时候如果实在不行再去做，如果可以我就再坚持一个15分钟。"抱着这样的信念，我们的推迟时间就会有效果。至于为什么本来就不需要去做的原因，我们前面已经充分讨论过了。

时间递减

时间递减是逐渐缩短我们实施强迫行为的时间。比如，我们现在洗澡需要80分钟，那么从这周开始洗澡最多只能用70分钟，下周60分钟，再下周50分钟，这样直到正常为止。再如，以前摆放东西需要10分钟，现在开始减少到8分钟，下周6分钟，一直到正常为止。

遍数递减

有些朋友的强迫行为是有一定遍数的，对于这类的强迫行为我们可以逐渐减少所需的遍数。比如，以前洗手一次要18遍，可以从现在开始减少到15遍，下周12遍，再下周9遍……检查也是一样，现在检查6遍，可以每周递减1遍，这样5周就可以做到只检查1遍了。

有些朋友的遍数不是非常固定，有时多有时少。对于这样的情况，我们可以制定一个最多遍数。比如，这周无论什么情况，一次强迫最多不能超过6遍，下周变成5遍……

等级递减

有些朋友的强迫行为要求的等级比较高，对于这样的情况可以逐渐降低等级。比如，以前洗手需要用84消毒液，从这周开始降低到只用肥皂，下周开始只用清水。再比如，我以前用酒精棉球擦手机，现在可以减低为用湿纸巾擦，再减低为用干纸巾擦，最后慢慢做到不擦。

程序递减

有些朋友的强迫行为表现为做什么事情都有一整套固定的程序。程序递减就是把这一整套的程序分解为若干的独立程序，然后从等级最低的开始去掉。比如，在睡觉之前，我需要先到某一个固定的地方站一会，然后再按固定的姿势坐到床上，再数12个数，然后脱衣服，脱下来的衣服要叠整齐，放到一个固定的位置，之后按照固定的姿势躺下，这是一套比较简单的睡觉前的仪式行为。首先，根据前面提到过的打分方法，给不同的项目打分。就是如果不让我们做这个程序会多难受。比如，不数12个数难受程度是 30 分；不按固定的姿势坐到床上是 40 分；不到固定的地方站一会是 50 分；不按固定的姿势躺下是 60 分；不把衣服叠好是 70 分；不放到那个固定的位置是 80 分。这样建立好等级之后，这周可以先把 30 分的去掉，就是每天睡觉前不要数 12 个数了，下周再把 40 分的去掉。这样，几个星期之后，我们睡觉前的这套固定程序就都去掉了。其他的仪式行为都可以按照这个方法去控制和克服。

上面提到的这些方法可以组合使用。比如，我现在接触钱之后，需要用 84 消毒液洗手 20 遍。这里，我们就可以把推迟时间、遍数递减和等级递减组合运用了。就是先等 15 分钟再去洗，洗的时候改用一般的洗手液，只洗 15 遍。

再比如，我现在洗澡之前需要先按固定的程序走进浴室，再按固定的程序做好各种准备工作，洗澡的过程也有一定的程序，如必须用 6 次沐浴露等，需要耗时一个小时。这里就可以把程序递减、时间递减、遍数递减组合起来使用。这周洗澡时去掉等级最低的程序，沐浴露只能用 5 遍，总时间限制在 50 分钟以内。

大家可以根据自己的实际情况来灵活地使用这些方法。但是，不管用哪几种方法，都必须有计划，即这周要达到什么标准，下周要达到什么标准。这些需要我们都写在本子上，每天严格按照计划去做。这样，我们才能一步一步地摆脱强迫。不能没有规划，想到哪里做到哪里。

案例篇

> 我们要从前辈和同辈学习到一些东西。就连最大的天才，如果想单凭他所特有的内在自我去对付一切，他也决不会有多大成就。
>
> ——歌德

下面我将以第一人称的口吻为大家展现几位强迫症朋友好转的过程，其中遇到的问题是我们在自助过程中都可能会遇到的，在此为大家提供一个参考。由于具体的认知调整过程在前面的当庭审判里都有详细的描述，这里为了避免重复赘述，没有过多描述认知的调整过程。

我的生活"危机四伏"

都说生活是艰辛的,对于我这个强迫症来说就更加艰辛了。在我的眼里,这个世界几乎没有安全的地方,到处都充满着危险,任何地方都可能存在着各种细菌和病毒。艾滋病、狂犬病、乙肝、性病等,好像离我非常近,随时都可能威胁到我的生命。我整天提心吊胆,这也不敢碰那也不敢摸,不得已接触了就得洗,手上的皮肤早已惨不忍睹。18年来,我几乎没有体验过生活的快乐。我怕的东西实在是太多了!

强迫症的力量是如此强大,强大到了常人无法相信的程度。记得那次大爆发,我竟然拖着生病的身体,连续擦洗了36个小时,整整两天一夜。今天回想起来还心有余悸。那时,我的一位表亲家里的小孩在学校里被检查出是乙肝病毒携带者,来上海进行复查,住在我家里。走了之后,我开始只是想把他用过的床单、被单和枕套洗一下。可没想到这一洗就停不下来了,我洗了一遍又一遍,可总是觉得洗不干净,最后实在没有办法,只能全部扔掉了。可之后又觉得其他地方也不安全,就又开始擦洗房间的地板,他坐过的沙发,结果越擦越觉得不安全。他摸过碰过的每一样东西都必须擦三遍,甚至觉得家里的每一样东西都被他污染了,从客厅到卧室,从洗手间到厨房,从门把手到阳台的晒衣架,没有一个地方是我觉得可以不擦洗的。由于感冒再加上疲劳,到后来,我根本记不清楚,哪些地方擦过了哪些地方没有擦。不能确定的地方,只得重新再擦,就这样我整整忙活了36个小时。躺在自己认为干净的床上,却没有一点成就感。一觉醒来,我意识到不能再这样擦洗下去了，那些关于脏、污染和传播的想法肯定是有问题了。于是，我开始查资料，看到有的书上或网站上说，拿个橡皮筋套在手腕上，想洗的时候，就用橡皮筋弹自己，直到不想洗为止。可几天下来，除了手腕又红又痛之外没有任何收获。

18年来，我断断续续吃过很多种药，也接受过很多心理咨询，但还是一直不能摆脱。后来在网上了解到盖德强迫症研究中心的EX/RP疗法。我开始很害怕其中的暴露部分，但实在是没有更好的办法了，所以抱着试一试的心态找到了东老师。

下面是我的治疗过程。首先，东老师让我把每个害怕的东西都列出来，并且对每一项都进行恐惧等级评分。0分是一点都不恐惧，100分是极度恐惧，50分是中等恐惧。下面是我一些主要的恐惧对象。

从商店买回来的东西	30分
别人碰过的水杯、笔、电脑等物	30分
别人坐过的沙发、凳子	30分
和别人握手	40分
皮鞋	40分
地面	40分
公共场所的门把手	50分
公交车的座位或扶手	50分
比较新的钱	50分
黏稠状液体	60分
ATM机的键盘	60分
脏的钱	60分
医院门口	70分
采血车	70分
垃圾桶	70分
看见戴孝的人	70分
超市收银员	80分

妓女	80分
出租车	80分
外国人、骨瘦如柴的人	80分
卡拉OK、KTV、足浴店、浴室、桑拿房、按摩店	80分
公共厕所的水龙头、门把手	90分
看见猫狗	90分
看见红色液体	90分
参加过葬礼的人碰过的东西	90分
艾滋病人的图片	90分
和狗接触	100分
针头和血液	100分
参加过葬礼的人	100分
火葬场、殡仪馆、葬品店	100分
公共厕所的冲水按钮	100分

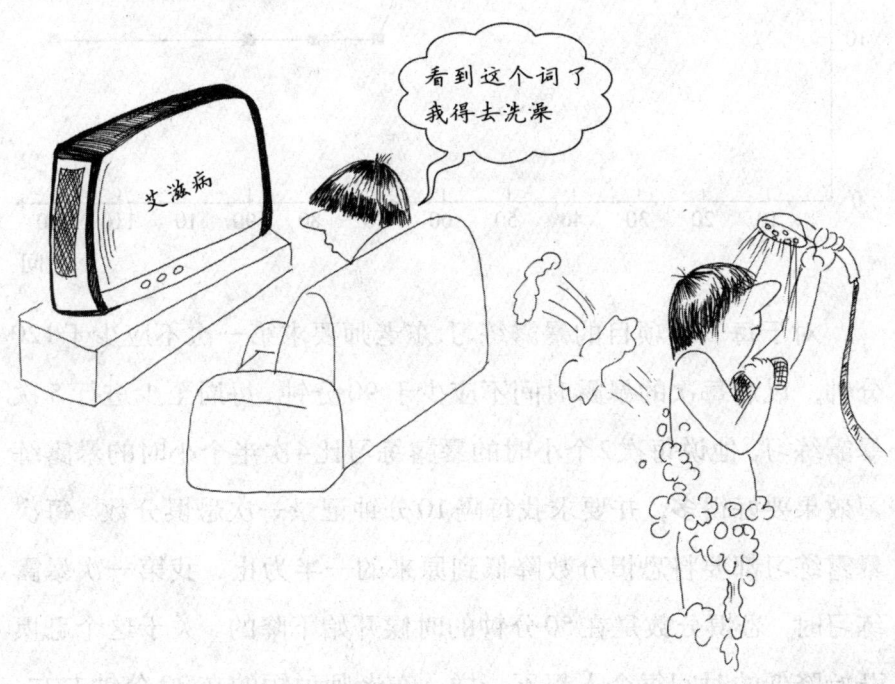

上述情况我都是尽量回避的。无法回避的，接触之后轻则洗手，严重一点就是洗澡和换衣服，再严重就是不但要洗澡还要把当时穿的衣服统统扔掉。

按照计划我从30分的项目开始进行暴露练习，同时阻止强迫行为。第一周练习的是坐别人坐过的沙发。时间为120分钟。开始做这个练习之前我稍微犹豫了一下，但因为之前东老师和我说过这些都是治疗中必须要做的事情，所以就鼓起勇气去做了。分数并不是很高。开始时只有20分。具体的分数变化如下：

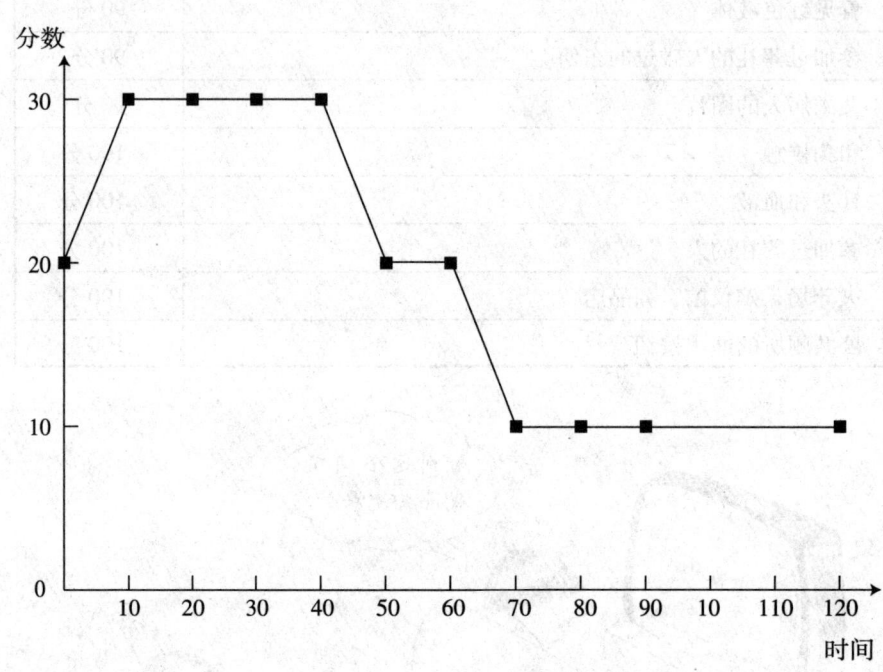

对于每一个项目的暴露练习，东老师要求第一次不应少于120分钟，以后每次的暴露时间不应少于90分钟，每周至少进行5次暴露练习。他说每次2个小时的暴露练习比4次半个小时的暴露练习效果要好得多，并要求我每隔10分钟记录一次恐惧分数。每次暴露练习都要将恐惧分数降低到原来的一半为止。我第一次暴露练习时，恐惧分数是在50分钟的时候开始下降的。关于这个恐惧开始降低的时间每个人都不一样，东老师说短的在20分钟左右，而长的可能需要150分钟甚至更长的时间。

这个30分的练习对我来说并不困难。真的做了，好像并没有预想的那么可怕。这周我的作业不仅是练习坐别人坐过的沙发，其他30分的项目东老师也要求我去练习，包括接触别人的电脑键盘、自己的杯子或其他物品被别人碰过之后不要去擦洗。以前，别人用过我的电脑之后或者我用别人的电脑之前，都要按照自己的方式擦两遍才敢用的。

不知道是哪里来的力量，这个星期我感觉很多以前害怕的东西都不怎么害怕了，很顺利地完成了所有30分项目的练习，感觉好像有种力量在内心不断地增长。现在，对70分以下的项目，我都有信心克服，但对于70分以上的尤其是100分的，我想我还是没有办法克服的。东老师告诉我不必自我设限，我将成为我想成为的人。30分的能克服，100分的就同样能克服。本质都是一样的，只有程度的区别而已。另外，他让我现在不必想得那么远，按照他的要求一步一步地做好就行了。

第二周开始暴露40分的项目。老师让我接触家里客人穿过的拖鞋，并且不能洗手，同时要求我用被"污染"过的手把我的手机、钥匙、衣服、包都"污染"一遍。刚刚有的信心，在这样的要求面前一下子就没有了。让我接触拖鞋好像并不是很难，但让我"污染"其他东西好像无法做到。我问东老师：正常人一般都不会用手直接去接触别人穿过的鞋，为什么我要这样去做呢？再说以后在实际生活中也未必会真的遇到这种情况啊？东老师却说我这是在找借口，因为我害怕暴露练习所引起的焦虑和恐惧，所以才会不自觉地寻找一些借口和理由避免这种暴露。我并不觉得这是借口，事实本来就是这样的啊。东老师说矫枉必须过正。别人在正常的生活中虽然不会经常用手接触到拖鞋的里面，但别人也不会如此地害怕拖鞋，也不会在接触了拖鞋之后不洗手就不敢碰手机等东西了，正是因为我怕所以才让我练习的。换句话说，因为别人没有强迫症，所以不需要这么做，而我有强迫症，所以必须这么做。

无奈，我只能这么做了。东老师不但让我用手拿拖鞋，更过分的是竟然让我把手伸进拖鞋里面去。没办法，在他面前我似乎并不敢有太多的反抗。虽然我很不愿意这样做，但还是硬着头皮做了。40分钟之后恐惧的分数降低到了20分。他又要求我用手碰了手机和钱包。作业就是每天重复这个练习。说来也奇怪，做了两次之后，我就觉得没那么困难了。

上两周进行的比较顺利，效果也很明显。我甚至想早知道这么容易，我何必花这么多钱来治疗呢。后来的事实证明，不找东老师还真的不行！这周开始，我对50分的项目进行暴露。这次暴露的目标是接触比较新的钱。开始我不敢碰，东老师先给我做了示范。他拿出一张钱，自己用双手反复地摸。可怕的是他还拿着这张钱像用毛巾一样在脸上擦了一遍。他说他也是第一次这么做，是为了让我明白这样是安全的。虽然我们也许一辈子都不需要这么做，但至少要能达到真的这么做了也不会有太高的恐惧。我还是很犹豫，斗争了大概有5分钟才敢稍微用手指碰一下钱。东老师告诉我，钱虽然不是非常干净，但这个行为是安全的，并要求我把钱拿在手里。我真的很紧张，用中指和拇指把钱捏了起来。东老师说这样还是不行，要像用纸巾一样用钱擦一遍手。我真的感到很困难，试了好几次都不敢做。最后，在东老师不断催促和要求下，不得已还是做了。然后他说不需要我像他刚才一样用钱擦脸了，但要用手擦擦脸。我心里在想，东老师真是折磨人的高手。我已经很了解他的风格了，今天我如果不做到这一步，他是不会让我离开咨询室的，没办法还是得做。这次恐惧的分数减低较快，不到40分钟就缓解了一半。接下来的一周天天做这个练习。

在正式开始治疗之前东老师就和我说过，开始治疗的时候焦虑和恐惧可能会暂时提高。我现在发现其实也没有什么可怕的，只是在做练习之前难受点，真的做了也就不那么恐惧了。这几个星期以来，我能感觉到明显的变化，对很多害怕的东西都有所好转，生活似乎轻松了不少。虽然仍然有很多东西会让我恐惧，但我相信这一切都会好的，我已经看到效果了。

60分项目的练习开始了，我感到了明显的困难，觉得自己很难完成。在咨询室，有东老师在我还勉强可以，回到家里自己做作业的时候就很难完成了。不知道为什么，在咨询室的时候我的恐惧就低，回到家里自己练习的时候恐惧分数就会高很多。这周的作业我完成得很不好。

鉴于这种情况，东老师要求我爱人和我一起来一次。他说现在需要我家人的帮助了，要建立一个家庭合作小组。他给我爱人讲了一些强迫症的相关知识、我们治疗的原理以及注意事项，要求我们以后一起来完成暴露练习。方法是要我爱人先做一遍给我看，然后我按照她的方式去做。东老师还和我们共同签了一份协议，我必须按照要求去做。当我想洗的时候爱人可以阻止不让我洗，这时我要听话，不能发脾气或吵架。他告诉我要求我做的都是安全的，而且想要好起来就必须这么做。如果我同意并且愿意这么去做，那这些都将写在协议上，协议只要我签字就必须遵守。我知道这将是很困难的事情，但我真的想好起来，也愿意这样去做，所以我签了这份互助协议。协议包括了暴露时间和需要暴露的具体项目，还有其他一些条款。

想更有效地自助,家人的帮助是很重要的。因为家人对我们的影响力量比较小,所以和家人签这样一个互助协议是很有必要的。这是一种心理契约。我要真想摆脱强迫就要严格遵守协议的内容。下面是我当时签的协议范本。大家可以根据自己的实际情况和家人协商来制定协议。互助小组根据实际情况可以由多人构成，如父母、配偶、孩子等。

互助协议

甲方：×××

乙方：我

公证人：东老师

  鉴于乙方的强迫症已经对其本人的正常学习、工作、生活造成明显影响，并且已对家庭其他成员产生一定的约束和限制，乙方本人有意愿战胜强迫，但只靠本人的力量有一定困难，故特成立此互助小组，以帮助其最终走出强迫，经双方协商达成如下协议：

1. 暴露练习的具体内容及时间。

日期	暴露内容	具体实施时间
第五周（周一至周五）	接触比较脏的钱	每天下午2：00~4：30
第六周（周一至周五）	坐医院的椅子	
第七周（周一至周五）	从洗头房门口走过	
第八周（周一至周五）	保证安全的情况下和我妹妹家的狗接触	
第九周（周一至周五）	使用公共厕所的冲水按钮	
第十周（周一至周五）	经过葬品店	

第十周开始反复对100分的项目进行暴露练习。

2. 每次暴露练习开始由甲方先进行演示，并告知乙方这个行为是安全的。当甲方演示完后，乙方必须按照甲方的形式进行操作。

3. 乙方在进行暴露练习之前和之中会出现焦虑、紧张、恐惧等情绪。要知道，正是因为如此才需要进行暴露练习，乙方不得因此类情绪的出现而逃避或中途停止暴露练习。要知道，现阶段出现此类情绪是正常的，消除此类情绪的有效方法就是直接面对它。

4. 每次暴露练习结束后，乙方需要停止与暴露练习相关的强迫行为。如果实施强迫行为的欲望很强，自己难以控制，需要向互助小组成员求助，与他们待在一起，或者一起转移注意力去做其他事情，直至实施强迫行为的欲望降低到自己可以控制为止。

5. 一旦乙方没有控制住强迫行为，需要进行"二次污染"。比如，摸过旧钱后洗了手，那么需要在洗手之后再次接触旧钱，并不得洗手。

6. 乙方可以在饭前便后进行正常的洗手。

7. 乙方可以在拿过油腻的东西或明显很脏的东西后正常的洗手。

8. 每次正常的洗手不能超过30秒。

9. 每天可以洗澡一次，每次不能超过10分钟。

10. 乙方如遇到突发事情、情绪有大幅度波动或被其他情绪严重困扰时，和小组成员协商后可暂停暴露练习。

（以上5、6、7、8、9款需根据我们自己的强迫症状进行协商约定，如果症状为检查，可允许"正常"的检查，如锁门时可检查一次，其他互助小组成员都不检查的情况，乙方也不得检查。）

11. 如遇特殊情况，需与互助小组成员协商后方可改变暴露练习计划。

12. 此协议一式三份，三方签字后生效。

甲方：　　　　　乙方：　　　　　公证人：

注：在自己和家人签订这个互助协议之前，需要家人对强迫症有足够的了解，可通过网络或其他书籍获得这方面的知识。另外，要认真阅读本书后面的"家属篇"。

在爱人的帮助下，我按照协议的约定进行暴露练习。经常会遇到一些突发情况使我非常恐惧，焦虑和恐惧经常伴随着我！练习坐医院的椅子时，感觉难度很大。从医院回家的路上感觉还好，但一进家门，焦虑就又重新袭来。我觉得裤子很脏，如果不换掉就把整个家都污染了，我还怎么在这里生活啊。如果哪一天坚持不住了，要进行清洁，那将是一个多么庞大的工程啊！想到这些心里就更加担心和焦虑，可是这个病已经折磨我这么久了，我应该尝试着去改变，但又真的害怕把家里都污染了。爱人不许我换裤子，于是，我下意识地用手拍了拍屁股，这样心里就觉得舒服点。后来，东老师告诉我这是新的、更隐蔽的代替性强迫行为。他说很多朋友都有这个问题，当要求停止原有的强迫行为之后，由于强迫的心瘾很大，就会用一些更隐蔽的行为来缓解焦虑。这些是我们需要注意的，一个强迫行为在刚开始出现时控制起来是比较容易的。所以，对于这样的行为要坚决阻止。

对医院的恐惧在练习了一周之后有了明显的缓解，但并不是完全不害怕了，还是有担心的。这周要练习从"洗头房"门口走过（这里讲的"洗头房"是指提供非法性服务的场所，一般都有几个身着暴露的女性摆出各种诱惑的姿态，坐在门口吸引顾客上门）。现在，我虽然清楚艾滋病不会通过空气传播，也知道自己从"洗头房"门口经过，甚至看她们几眼并不会真正带来什么可怕的后果，但那种"恶心"的感觉和"难受"的情绪并没有因为自己明白了道理而有什么好转。我仍不敢去完成这个暴露练习，一想到要从洗头房门口走过，心里就开始别扭和紧张，根本没有勇气去尝试，我害怕那种被"难受"吞噬的感觉，所以迟迟不肯开始这个练习。

日子一天一天过去，而我却没有取得任何进步。我很清楚这是在逃避，但这种逃避让我感觉更舒服一些。我也很矛盾，但我喜欢这种逃避带来的暂时舒服。虽然理智上知道应该去练习，却无法克服情绪上的恐惧。这时，东老师让我看已经取得的成果。之前的暴露练习对我来说也存在着一定困难，在做练习之前也存在着恐惧情绪，但事实证明当我真的去做了之后，恐惧也跟着消退了。他说我现在要做的练习和以前并没有本质上的区别，只是程度上的差异，虽然恐惧程度现在比以前更高一些，但恐惧的消退仍然遵循着相同的原理。因此，只要我去做，反复地去做，这种恐惧会最终消退的。

矛盾犹豫了两个星期之后，我终于鼓足了勇气去尝试。首先是和东老师一起做一次，然后在爱人的陪伴下，我又从洗头房门口走了一次，并且看了几眼里面的女性。我感觉非常难受，什么事情都不想做，就是想马上回到家里，脱掉衣服，冲进浴室洗个澡。但是，和互助小组有协议，我不能这样做，只能就这样躺在床上，把床单弄"脏"，还不能换床单，每天坚持在这个已经很"脏"的床上睡觉。

第一天晚上，我几乎整夜无法入睡，躺在床上不敢乱动，害怕床单把我的身体弄脏。我不仅心里很焦虑，甚至整个人的肢体都很紧张，就这样迷迷糊糊地过了一夜，有时困极了就浅睡一会，马上又恐惧地醒来。时间在煎熬中缓慢流过，我恐惧着等待着天亮。接下来的两个星期里，我一直都处于这种焦虑之中，多少次我都想把床单换掉，甚至是扔掉，但我一直在坚持，告诉自己如果这么做，就前功尽弃了，就真的好不了了，再坚持一下，会过去的。就这样我一天又一天地坚持着，焦虑虽然持续着，但每天仍有轻微地缓解，两个星期之后才慢慢地适应了。

当我再去做这个练习时，焦虑又重新上升到一个很高的水平。东老师说这一切都是正常的，还让我增加练习的密度。让我接下来每天都做这个练习，并回家"污染"自己的床，直到恐惧和焦虑降低到可以忍受的程度。由于床已经被我弄"脏"了，所以接下来的练习就容易了很多。东老师发现这点之后又要求我把床单换成干净的，再让我去做练习，这样我的焦虑又会很高。

几个星期之后，我对从"洗头房"门口走过基本适应了，最高分数不超过40分了。好转的路是艰苦的，但我始终坚定地相信，所有的努力都不会白费，付出最终会有回报的，用几个星期或者几个月的焦虑换取未来几十年的平静和安宁是非常值得的，信念不能滑坡，既然选择了摆脱强迫症状就不要中途放弃。

东老师反复地给我解释其中的道理，指出我逻辑推理不合理的地方。他说，按照我们的推理：床被"污染"了，就不能睡觉了。很多这样的强迫症朋友有着如下的推理：我接触了我认为"脏"的东西，所以我被"污染"了；我又接触了家里的其他东西，所以其他东西也被污染了，所以这个环境就不能生活了。

强迫症朋友的很多推理是不可辩驳的，比如认为公交车的扶手是脏的，我们无法证明扶手是干净的，因为毕竟有很多人摸过这个扶手，我们也无法证明那么多双手都是干净的，这就等于默认扶手是脏的。既然是脏的，那么我摸了之后，我的手就肯定也被弄脏了；然后我又摸了床，床肯定也就被弄脏了。以上这一系列的推理都是无法反驳的，虽然看起来无法理解，但推理的严密性无懈可击。很多人为此感到无能为力。这时，要知道就算上面的这样推理是正确的，但根据这个推理得出的最后结论是不合格的。"这个环境就不能生活"这个结论是不合适的，就算这个环境真的被"污染"了，但仍然是可以生活的。

前面的推理可以应用于任何人，按照我们的理论，任何人摸了公交车的扶手，手都会被污染，但最后的结论不能应用于任何人，只能应用于我们自己，以及那些和自己有着相同问题的强迫症朋友。所以，这个时候要改变最后这个结论。要告诉自己："虽然环境被污染了,但仍可以继续在这样的环境里生活。别人都在这样的环境生活,也没有发生什么。"想到别人的时候很多朋友存在着一种普遍模式,那就是:"为什么别人都不怕,是不是别人都太粗心大意了?为什么只有我会想这么多,而别人不想呢?为什么上天对我这么不公平?等等。"这个思考方向对我们没有好处,只会使我们更迷茫,更委屈或者更愤怒,这样就把简单的问题复杂化了。我以前也是这么想。通过咨询,我知道了应该简单而直接地告诉自己:"既然别人这样生活没有发生什么,那我也可以这样生活,也不会发生什么。"

一些强迫症朋友会认为别人太马虎,太不小心,太粗心大意了,这时需要坚定地认为我是有强迫症的,别人是正常的。就算别人真的是太马虎了,但别人的生活比我们正常,没有我们这么多苦恼,而且别人也没有因此而受到伤害;就算是别人马虎,这种马虎也是没有什么坏处的,也是我们应该去学习的。

现在每前进一步都是艰难的,我越来越害怕接下来的练习。十几年来一直不敢碰的东西,让我现在去碰,我真的不敢相信我能做到。我想找到一个更强大的信念能支持我这么去做。我以前想到过孩子,为了孩子我应该好起来,这么多年来因为我的强迫症对孩子的限制太多了。不让他把同学带到家里来,不让他在外面随便碰那些我害怕的东西,回到家里首先就是换衣服和洗澡。又想到了爱人,因为我的关系,她已经三年没有回过娘家了,她已经被折磨得成为第二个洁癖了。这些因素都曾经是我战胜强迫的动力,可是现在想到这些,我仍然不敢去做练习,这些因素的作用正在逐渐降低,在强大的恐惧面前一切似乎都显得那么苍白无力,我不知道接下来该如何面对。我太害怕了,所以现在不能去做这个练习,等我不这么害怕的时候再去做吧。

东老师说,行百里者半于九十。既然已经踏上了康复的道路就不要中途放弃。要坚定地相信，这种恐惧会随着暴露练习的进行而不断降低，这是已经被理论和实践所证明了的。只有前进才能最终获得光明，如果退缩了，那么我仍将继续遭受强迫症永无止境的折磨。这是一场没有平局的战争，要么赢要么输，而输赢完全取决于我选择去做还是不去做。虽然去做很恐惧很痛苦，但终有出头之日。如果不去做也很痛苦，而且会生活在无边的黑暗之中。中国有句古话叫长痛不如短痛，克服强迫症就是这样一个过程，就是看我们选择长痛还是短痛。没有人强制我们一定要去做或不去做，尤其在这样一个尊重人权的社会里！但你自己一定要清楚，自由选择意味着必须去承担选择所带来的后果。所以，建议大家拿出纸和笔，把去做的后果清晰地写下来，也把不去做的后果写下来，然后比较一下，我们更愿意接受哪一种后果。这样，我们就会很清楚自己应该怎样做了。

  我现在已经比以前好多了，真的不敢相信自己能走到这一步，和以前的生活相比，我至少解放了70%，很多事情我可以完全没有顾忌地去做了。做这些事情的时候，我根本不会想到脏不脏、会不会传染疾病。我以前一直认为这样的念头怎么会消失呢？现在事实证明它们确实消失了。我还有一些事情不能完全放开地去做，仍然有些紧张，但努力一下就能够克服，基本可以正常地完成。只是那些100分的东西我还是非常害怕，仍然不敢去接触，就算接触了也要去清洗，幸好这样的项目不是非常多，所以对生活的影响也不是非常大。和以前的情况相比，我现在轻松自由了很多，可以重新体会生活的乐趣了。想到接下来的练习，我想就算了不做了，维持现状我觉得也可以。东老师说我这是小富即安的心理，是因为害怕而逃避。其实，我并不是真的对现状感到很满意，隐隐地感觉还有问题没有解决，但由于要继续好转需要面对更大的恐惧和痛苦，我不敢去面对。所以才会觉得就算这样也不错了，这是一种逃避的借口。

还有些朋友认为如果真的去做了，那样会疯掉的，或者焦虑会一直持续不可能下降的。这两种担心都是不可能发生的。我们不可能疯掉，焦虑也会最终消退，这也是被无数次成功的经历所证实的。很多事情真的去做了就会发现，其实并没有我们预想的那么可怕。要知道这些东西其实并不可怕，只是我们觉得它可怕，是我们的感觉出了问题。既然这些东西本身并不可怕，我们就应该大胆地去接触。只有这样做了，错误的感觉才能慢慢地被修正。东老师还说，要坚定地追求幸福，谁阻挡我们追求幸福的脚步就把他撂倒！既然强迫症阻碍了我们的幸福，那么就不要在最后一刻向它投降。100分的项目并不可怕，可怕的是我们就此放弃，停止不前，成功就在于最后多坚持一步。不要有放弃的念头，信念一定要坚定！坚定地去做，就会收获更多。

这时正好遇到汶川特大地震，在表示哀悼、提供援助之余，我也想到了很多。和东老师一起探讨时，他告诉我那些在废墟下被埋了几十个小时甚至100多个小时而获救的朋友，他们凭借什么超越了生命的极限？是信念！是求生的信念！足见信念的伟大力量。抱着必胜的信念，我们完全可以康复。在这件事情的震撼和触动下，我终于鼓起勇气把最后的练习完成了。

我现在的生活已经基本正常了，可以在外面吃饭，可以去唱歌，也可以去游泳，很多很多事情都可以做了。虽然有时还会感到有些恐惧，但都不是很严重了，自己也能挺过去。回首过去的几个月，当时的艰辛换来了现在的微笑。借用东老师给我讲过的《定风波》里的那句话来作为结束："回首向来萧瑟处，也无风雨也无晴。"

问题与讨论

产生新的更加隐蔽的强迫行为

在要求强迫症朋友停止原有的强迫行为时，很多人由于焦虑会产生新的、更加隐蔽的、代替性强迫行为。比如，不允许换衣服就用手来拍裤子；不允许洗手就反复地看手或者吹手；不允许去检查就反复地回忆刚才的过程。

在自助或者治疗的过程中，应该对这类行为保持警觉。因为强迫行为是维持焦虑持续存在的一个重要因素，如果这类新的强迫行为不能及时阻止的话，会直接影响效果。

家人的协助

强迫症的心瘾是很大的，有些时候靠自己的力量很难克服。所以，对于自助的朋友来说家人的协助非常重要。参与协助的家人首先要对强迫症有一个全面的了解，然后和强迫症患者本人一起制定自助计划，协助他们完成暴露练习，参与行为阻止，给予支持和鼓励。这方面可以参考本书后面的"家属篇"。

逃避暴露练习

由于暴露练习会使强迫症朋友处在较高的恐惧中，很多朋友对此都有畏难心理。对暴露练习，尤其是恐惧等级比较高的项目，他们总是迟迟不愿去面对，并有意无意地寻找各种借口来逃避。要知道，对恐惧源的逃避也是维持恐惧持续存在的一个重要因素。有些朋友会想等到不这么恐惧了再进行暴露练习，这是一种美好的幻想，如果我们不能直面和完整地经历恐惧，恐惧是不会消退的。所谓完整地经历恐惧就是使自己处在恐惧情境中，不通过任何主动的行为来缓解恐惧，直到恐惧自然消退。这是暴露练习的目的所在。只有当大脑里的恐惧网络被反复多次地全面激活之后，恐惧才会最终消失。

关于二次污染

经常有强迫症朋友报告说他们没有遵守规定，阻止强迫行为，而是继续实施强迫行为。这反映了他们的信念不够坚定。此时，需要强调严格遵守治疗规定和阻止强迫行为的重要性，并且要求他们在实施了强迫行为之后进行"二次污染"，然后阻止强迫行为。比如，当他们接触到"脏的"东西之后洗手了，这时应要求其重新接触这个"脏"东西，并且不能洗手。又如反复检查煤气的朋友，如果关过煤气之后又反复检查了，要求他们把煤气重新打开，然后关上，不得检查就离开。

最后的堡垒"卧室和床"

对所有的洁癖朋友来说卧室和床是他们最后的堡垒，也是最难攻克的地方。很多朋友通过自助或者治疗取得一定效果之后，最终要面对卧室和床的时候都会有较大的阻抗。一些朋友就会停在这里。认为和以前相比已经好多了，也能基本正常地生活了，就这样也可以了。实际上这也是一种逃避恐惧的借口。斩草不除根，春风吹又生。任何的残余症状都有可能在时机合适的时候再次使我们陷入强迫症的漩涡。所有的恐惧性质都是相同的，只是程度不同而已，前面的练习可以做到，对于卧室和床的练习也一样可以做到。信念要坚定，只要尝试着去做，再去做，用不了多久你就会发现恐惧已经没有那么严重了。

手淫的秘密

很多咨询师都告诉我:我的强迫是由中学时的手淫造成的,我也相信这之间有着某种联系。无奈的是,那么多咨询师帮我分析过成长经历,也反复探讨了手淫对我的影响,可是我的强迫却依然如故。

我每天仍然在不断的检查中生活。最初的时候我只是检查自己是否丢了东西,到后来我怀疑看到的任何小东西都是自己丢的。我走路不敢看地面,因为如果我看到地上有个小东西,就会非常的害怕。我会想,这个东西是不是从我身上掉下来的呢?万一真的是从我身上掉下来的,那万一以后有用怎么办呢?如果就丢在这里不管它,那以后会发生很糟糕的事情吗?我真的很害怕这种感觉,为了万无一失,我不得不把地上的东西捡起来,小心翼翼地用纸巾包好,然后带回家里放在一个安全的地方。这样,我每天都会捡很多小东西回家,家里的抽屉里都是一个个小纸包包着捡回来的小东西。在回到家里之前,我还会检查好多次捡到的东西是否还在包里或者口袋里,如果发现刚才捡到的东西不见了,我同样也会非常的焦虑。

后来慢慢地我开始检查门窗是否关好了。我并不是怕小偷进来偷什么值钱的东西,而是担心他们看到我的隐私,然后宣扬出去,这样全世界都知道我的事情了。再后来开始检查煤气、水龙头、电源之类的,总是觉得没关好,不检查就很焦虑,担心发生水灾和火灾。

扔垃圾对我来说是一件非常困难的事情。我总是担心垃圾里

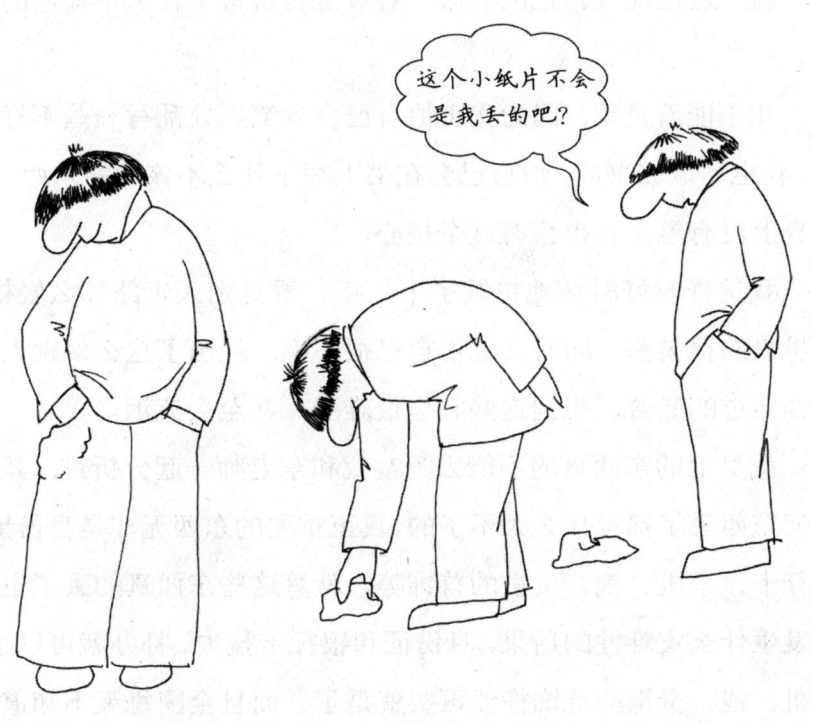

有什么重要的东西会被扔掉。如果在我没有检查的情况下垃圾被家人扔掉了，我会到垃圾桶里把已经扔了的垃圾翻出来进行检查，如果找不出来，我就会焦虑很长时间。如果这是发生在晚上，那我这一夜肯定是睡不安稳的。

走在路上，我经常会感觉自己好像丢了东西，总是要反复地回头查看。有时候我也下狠心不回头检查，但总是坚持不了多久，走出十几米甚至几十米后还是要返回去检查。有时和别人一起走路不好意思回头检查，我就会等到和朋友分手后特意回到那个地方去检查，只有这样我才能安心。否则，那种感觉就老是在我头脑里纠缠不去。离开一个地方，我也要反复检查刚才坐过的凳子和放过东西的桌子。

外出时，我尽可能少带东西，我不敢带包，一般只带手机、钥匙和钱。即使是仅仅带这三样东西，出门前我也好花上一个多小时一遍一遍地检查自己的衣服，看看是否携带了什么不知道的东西。

我不能看见笔，因为我害怕自己会拿笔到处乱写一些不好的话。我也不敢去书店，怕自己会在书上写下什么不该写的东西，即使身上没有笔，我也会有这个担心。

我这样时好时坏地持续了十几年。看见别人走路那么轻松，心里真的很羡慕，同时又觉得自己很不幸，经历了这么多别人没有经历过的痛苦，想到这些心里很难受，甚至会流泪。

我身上的东西真的不能丢吗？我和东老师一起分析过，其实任何东西丢了都没什么大不了的。真正重要的东西无非是身份证、银行卡、手机、钱、贵重的首饰等。就算这些东西真的丢了也不会发生什么灾难性的后果。身份证和银行卡挂失、补办就可以了，手机、钱、贵重的首饰挣钱再买就是了。而且全国每天不知道有多少人在丢这些东西，他们不也没怎么样吗？道理上这些我都很清楚，只是走路时那种丢东西的感觉依然还在，没有任何变化。

东老师每天带着我走路一个小时，在这个过程中要求我无论丢东西的感觉多么强烈、多么真实都不要回头看。和东老师一起走的一个小时里，大概有十次左右感觉到丢东西了，绝大多数我可以控制住自己不回头检查，也有少数的情况控制不住，因为回头这个动作太自动化了，我还没有意识到要去控制，回头这个动作已经完成了。在没有回头检查的时候，心里会有些焦虑，每次焦虑的程度不一样。这要看我当时丢东西的感觉的真实程度和强烈程度，感觉越真实越强烈，我不检查带来的焦虑就越严重。

我的作业是每天练习走路一小时，在这一小时里不准回头检查。很遗憾，我的作业完成得并不好，我走路的时候还是要回头检查五六次。对此，我并没有感到多么的沮丧，只是我觉得治疗没有什么效果。我对心理医生、对自己、对效果都没有信心。因为这么多年了，我也看了很多心理医生，北京上海两地权威的医院我也去过。这一次我真的不相信自己能好起来，但我又不愿意继续检查的生活。东老师告诉我：疗效的好坏主要取决于自己，而非心理医生。这点很正确，我咨询了那么多心理医生，我发现只有在找对心理医生的前提下自己的努力才能有效果。我们想好的愿望越强烈，越有决心付出努力，效果就会越好。

东老师对我说：任何事情都不要等有了信心才去做，信心是等不来的。该做的事情就要去做，不管现在是否有信心。就像高考一样，并不是要等有能考上大学的信心才去参加高考，而是不管我们有没有信心该高考的时候都要参加高考。他还给我讲了一些比我更严重的强迫症朋友痊愈的经历。但我觉得我的情况和别人都不同，只有我的情况最严重、最复杂。虽然东老师说事实并非如此，可我还是这么认为。他的这些话并没有给我多大的信心，却坚定了我要努力下去的决心。因为他说如果我这次放弃了治疗，那么今后的生活是可想而知的，就是仍然不断地找咨询师，不断地尝试，之后不断地放弃。我想想，好像真的会是这样的。

我一直希望有一种方法可以让我迅速地好转，不需要付出什么大的努力，也不需要忍受什么焦虑。或者我能找到一位心理医生，他和我说那么几次话，我就可以痊愈。虽然所有的心理医生都告诉我这是不可能的，但我仍然还是有这种奢望。

第二次东老师又陪我走了一个小时，这一次我做的比较好，一次都没有回头。自己分析可能是因为我们一直在说话，我的注意力被转移了，并没有注意到有没有丢东西。这次的作业还是自己练习走路一个小时不回头，作业完成的还可以，只是在作业之外的时间里，我走路还是要返回检查。我仍然觉得治疗没有效果。

东老师告诉我，不要把效果定得太远、太理想。现在来说，效果不是所有的症状全部消失或者全部都能控制，只要能完成作业就算是达到目标了。他给我讲了三田本一的故事：1984年，在东京国际马拉松邀请赛中，名不见经传的日本选手山田本一出人意料地夺得了世界冠军，当记者问他凭什么取得如此惊人的成绩时，他说了这么一句话："凭智慧战胜对手。"当时许多人都认为，这个偶然跑在前面的矮个子选手是故弄玄虚。马拉松是体力和耐力的运动，只要身体素质好又有耐性就有望夺冠，爆发力和速度都在其次，说用智慧取胜，确实有点勉强。

两年后，在意大利国际马拉松邀请赛上，山田本一又获得了冠军。有记者问他："上次在你的国家比赛，你获得了世界冠军，这一次远征米兰，又压倒所有的对手取得第一名，你能谈一谈经验吗？"山田本一性情木讷，不善言谈，回答记者的仍是上次那句让人摸不着头脑的话："用智慧战胜对手。"这回记者在报纸上没再挖苦他，只是对他所谓的智慧迷惑不解。

10年后，这个谜团终于被解开了，山田本一在他的自传中这么说："每次比赛之前，我都要乘车把比赛的线路仔细看一遍，并把沿途比较醒目的标志画下来，比如第一个标志是银行，第二个标志是一棵大树，第三个标志是一座红房子，这样一直画到赛程的终点。比赛开始后，我就以百米冲刺的速度奋力向第一个目标冲去，等到达第一个目标，我又以同样的速度向第二个目标冲去。四十几公里的赛程，就被我分解成这么几个小目标轻松地跑完了。起初，我并不懂这样的道理，我把我的目标定在四十几公里处的终点线上，结果我跑到十几公里时就疲惫不堪了，我被前面那段遥远的路程给吓倒了。"

山田本一说的不是假话，众多心理学实验也证明了山田本一的正确。心理学家得出了这样的结论：当人们的行动有了明确目标，并能把自己的行动与目标不断地加以对照，进而清楚地知道自己的行进速度和与目标之间的距离，人们行动的动机就会得到维持和加强，就会自觉地克服一切困难，努力达到目标。确实，要达到目标，就要像上楼梯一样，一步一个台阶，把大目标分解为多个易于达到的小目标，脚踏实地向前迈进。每前进一步，达到一个小目标，就会体验到"成功的喜悦"，正是这种"感觉"推动他充分调动自己的潜能去达到下一个目标。

在生活中，很多人做事之所以会半途而废，往往不是因为难度较大，而是觉得距离成功太遥远或者自己想象难度较大。他们不是因失败而放弃，而是因心中无明确而具体的目标乃至倦怠而失败。如果我们懂得分解自己的目标，一步一个脚印地向前走，也许成功就在眼前。

我听了以后似乎有所感悟，强迫症的治疗也和跑马拉松一样，一想到自己有那么多的症状和表现，要想全部改掉是多么的困难，所以就望而却步了，所以也要一个目标一个目标的完成，一个堡垒一个堡垒的攻克。我不想对大家多说什么，这个故事也许对很多朋友来说并不陌生，只要我们把自己的症状分解，然后逐一去克服，好转并非难事。而且你会发现，并非所有的症状都需要去练习，当我们克服了一定数量的症状之后，其他的症状不用去特意克服也会好转的。这就是量变引起了质变。

每次我都感觉真的丢东西了，想到自己隐私被泄露的后果就非常焦虑。东老师告诉我这个思维方向需要改变。我原来的思维路径是这样的：感觉丢了东西→万一真的丢了怎么办？→万一真的丢了麻烦就大了→焦虑→检查确定→不焦虑。这样,我就完全按照强迫的意愿去思考和行动了。现在要换成：感觉丢了东西→这是什么样的想法→反复出现、不可控制、引起焦虑、以前不这样、别人不这样；属于怀疑、重复、检查、询问类→这是一个强迫症的念头→是虚假空的→不必去理会→不必检查→焦虑持续→等待焦虑自行缓解。这个思维方向的转变很重要，但我却很难做到。因为前面的思路太自动化了,太快了,我根本想不到要去换个方向。

东老师告诉我暂时做不到这很正常,关键的是要一直朝着这个方向努力,正是因为我们现在做不到所以才需要去练习的。经过反复练习,慢慢地我们就可以做到了。这是对于想法的调整。对于当时的紧张和焦虑,需要去面对它,经历它,而不是压制它或者排除它。这点也很难做到,没有人会喜欢这种感觉,对于不喜欢的东西都希望它能快点消失,这是人之常情。只是对于我们强迫症患者来说,这种人之常情会使我们的焦虑越来越严重。所以还是要试着去接纳、面对和经历它。

一个星期时间很快过去了,我没有明显的进步,走路时依然还是要返回检查。我不知道自己到底能不能好起来。虽然心里很想摆脱强迫,但好像就是无法控制,当时就觉得什么都不重要了,只有这个丢东西的事情才是天下唯一的大事,所以我还是要检查。当然也不能说毫无进展,大概有30%的时候可以控制住不返回。前天有一次比较成功的经验,当时我离开一个房间,感觉好像看到地上有个东西,我担心是自己丢的,很想回去检查,但老公拉着我就是不让我回去检查。因为东老师和我爱人谈过,要他帮助我进行控制,并且要求我不得因为他的干预而和他吵架。当时,我感觉自己的焦虑已经达到了顶峰,有种灾难的恐慌,但老公在背后推着我往前走,就是不让我回去检查,最后也只能不检查了。焦虑大概持续了一天半,前面的五六个小时我根本想不到去换个方向思考,就是感觉真的丢了东西,而且会发生很糟糕的事情。

东老师给我讲了很多,包括回去检查的成本-效益分析、坚持住不回去检查的成本-效益分析、以及序列事件的概率分析等。经过了这些分析,我的焦虑有所缓解,但仍维持在一个相对较高的水平,还是想回去检查。后来,东老师和我打赌说:"可以允许你回去检查,如果你检查到真的丢了东西,那么我把所有的咨询费用退给你。如果你检查证实没有丢东西，那么你再付一万元钱给我，并且保证以后无论发生什么情况都不可以返回检查。你敢不敢打这个赌？"我心里很清楚，如果真的打了这个赌那么输的肯定是我。所以，我没有和他打赌。但想回去检查的欲望依然很强烈。后来东老师说，无论如何都不可以回去检查。对于现在的情绪只有去接纳它，经历它。值得庆幸的是这次我挺住了，最终也没有回去检查。一天半之后，就不怎么想这件事情了。

今天早上上班时我又感觉丢了东西，当时很想回去检查，但想到东老师不让我回去检查，虽然很焦虑但仍然没有回去检查。结果，整个白天都很焦虑，老是感觉真的丢了东西，自己的秘密会被别人知道，总是不踏实。下班的时候我特意在那个地方看了很久，结果什么都没发现。东老师问我在这次检查中能学到什么？我想了想说：这可以证明事实上我什么都没丢，仅仅是我感觉丢东西了，这仅仅是感觉而已，不是事实。他告诉我要从这些强迫中学习，一次次的检查都在向我们传递这样一个信息，那就是我们的感觉是错的，不是事实，我们不能跟着感觉走，而要慢慢学会尊重客观事实。他再次要求我以后不能返回检查。

今天练习的是出门前不得检查衣服和包。我总是觉得如果不检查衣服，那么衣服上就可能带有一些我不知道的东西，这些东西就会丢到外面，然后搞得全世界都有我的信息了，那将是非常可怕的事情。想到这些我就非常焦虑。事实上我分析过，其实没有什么东西会泄露我的信息，但一到出门的时候我检查的欲望依然非常强烈，不检查就不敢出门。东老师说这时候需要做到两点：第一就是认知上一定要清楚，这些都是强迫症在作怪，事实上我衣服里不会有什么隐私的东西丢到外面去，这仅仅是一种感觉而已，不是事实，不必信以为真；第二就是要接纳焦虑情绪，经历它，等待它自然地过去，而不是通过强迫行为来缓解它。我需要做的就是无论多么焦虑都不要去检查，带着焦虑出门，带着焦虑上街，关注自己应该关注的事情，而不是关注焦虑。说起来容易，做起来难。我第一次这么做的时候还是检查了衣服，只是由于在努力控制，用的时间比原来的短了些，还不能一下子做到完全不检查。

时间过得很快，两个星期转眼就过去了。东老师和我分析，其实我不是真的怕丢了什么东西，而是怕自己的秘密被别人知道。这是因为我以前对手淫的看法引起的。当时，我因为手淫这个行为而经常自责，也非常内疚，觉得自己是下流的、不道德的。别的女孩都不会这样，只有我会做这么龌龊的事情，我不是一个好女孩。这件事情曾经严重地影响了我的学习。每天和同学们在一起，我都觉得自己和别人不一样。别人过得那么快乐，而我却有着那么不可告人的行为。我非常害怕别人知道这件事情之后会鄙视我。其实我现在担心丢东西，就是担心丢的东西上有一些我的个人信息，别人看到之后就知道我手淫这件事情，就会认为我是一个不好的女孩了，尤其怕这件事情被我老公知道，从而影响我们之间的感情。其实这样的分析之前其他心理咨询师也和我谈过，我也相信这之间的联系。只是每次感觉丢东西的时候，我并没有想这么多这么远。当那种焦虑突然袭来时，我除了想到回去检查，别的什么都不会想。

针对这种情况，东老师让我做暴露练习，就是想象最可怕的事情真的发生了，从而主动引起我的焦虑，并且让我待在这种焦虑里，不能做任何主动缓解焦虑的事情。他说反复长时间地待在自己恐惧的情景里，我们的恐惧就会慢慢降低。这个过程叫习惯化。他说很多事情我们道理上明白还是远远不够的。他给我讲了他自己的一次体验。昨晚他去了上海杜沙夫人蜡像馆，里面有个"惊声尖叫惊悚屋"。进入惊悚屋前，要戴上3D眼镜，以体验立体效果。为了制造惊悚效果，场馆内大部分灯光昏暗，而且伴有恐怖音效。各种神秘的神话人物影像忽明忽暗地在身边闪现。趁你不备，由蜡像馆专业演员扮演的各种幽灵和厉鬼会突然从你身边闪过，或者跳出来吓你一大跳。

因为这个惊悚屋过于恐怖，馆方禁止老年人、低于12岁的儿童以及有心血管疾病的游客进入，而且一般不允许一名游客单独进入，有七八个人以上才允许一起进入。东老师要进入的时候正好是晚饭时间只有他一个游客，馆方不同意他一个人入内，在和馆方沟通后最终同意他单独进入了。他说，虽然从开始到最后他自己都非常清楚地知道，里面的一切恐怖场景和音响都是人为的，不存在真正的危险，也不会造成人身伤害，但整个过程他仍然非常紧张和恐惧，以至于在离开后走在南京路上心跳还是很快。这就告诉我们，很多时候仅仅是道理上懂了还是不够的，情绪反应已经成为一种条件反射了，只要一遇到那种场景我们的恐惧反应就会马上被激活，所以需要我们进行暴露练习。

由于我害怕的后果在现实中并没有发生，不能进行现场暴露，只能进行想象暴露。东老师让我想象自己出门没有检查衣服，走在路上感觉到丢了东西，结果真的丢了东西，而丢的东西上面真的写着我以前的事情；这个东西被别人捡到了，捡到这个东西的人刚好认识我周围的朋友，于是就和我的朋友说了我的事情；朋友们知道后都很鄙视我，认为我品行有问题，都不愿意搭理我了，我主动和她们说话她们也是爱理不理的；后来这件事情传到我老公耳朵里了，他没想到我竟然是一个这么下流的人，他不再像以前一样爱我了，有意地疏远和冷淡我。这个想象过程非常痛苦，我不知道流了多少眼泪。想到我老公不再爱我的时候，我的焦虑达到了100分，胸口很闷，头也有些痛。东老师让我待在这种感觉里面，尽量保持想象的集中。如果走神了，就用语言指导自己重新回到要想象的内容上来。这样想了一个小时之后,我的焦虑减低到60分。东老师让我每天自己想象一个半小时。

我这样想象了一个星期,有点效果,但不是很明显。每次那种感觉来的时候,我还是非常想回去检查。现在,东老师只允许我每次走路最多返回检查一次。对我来说这很难做到,我害怕那种焦虑的感觉。虽然东老师反复告诉我要去经历这种焦虑的感觉,但我还是觉得在焦虑的时候什么都做不了,如果不返回检查,也许丢的东西就永远回不来了。好在,这几天我能控制住的情况在慢慢地增加,现在大概有一半以上的情况我能控制住不返回去检查了。东老师要求我必须严格地执行每次走路最多只准返回检查一次的标准。

同时,我开始了扔垃圾的练习。扔垃圾分四步:第一步是让我扔客厅的垃圾,扔之前可以粗略地检查一遍,然后扔掉,扔掉之后不准停留也不准返回垃圾桶检查;第二步是扔客厅里的垃圾时不准检查直接扔,扔后也不准检查;然后是扔卧室里的垃圾,可以粗略地检查一次,扔后不准停留和返回检查;最后一步是扔卧室里的垃圾不得检查,扔后不得停留和返回检查。我一个人无法完成时让老公监督我去做。

第一次练习真的是非常难,客厅里的垃圾我粗略地检查一遍之后,还是不敢扔掉,总觉得里面会有携带着我信息的东西。老公催促我好多遍我还是不敢行动。这样僵持了半个多小时。那种焦虑我无法忍受,以至于放声大哭。可东老师交待过我老公,必须监督我严格完成作业。所以,老公还是坚持要求我把垃圾扔掉,最后实在没办法,虽然很焦虑,但是我还是做到了。这种焦虑大概持续了两个多小时才慢慢下降。

从昨天开始,东老师要求我每次走路不得返回检查。我做到了,但不是我自己的控制力增强了,而是因为昨天早上扔垃圾搞得我很焦虑，所以走路的时候脑子里都在想垃圾的事情，就没有感觉路上丢东西了。关于垃圾的焦虑整整持续了一天，直到今天早上才感觉过去了。说来也奇怪，过去之后无论我怎么想昨天早上扔的垃圾都不害怕了。东老师让我记住这样的经验，并且用到以后的情境中。这就是：当强迫来的时候，我们不管多么焦虑，只要当时能挺住不去实施强迫行为，焦虑会随着时间的流逝而自动缓解的。关于这点，第一次咨询的时候，东老师就和我说过，只是知道和体验到还是完全不同的，我们需要不断地去体验。他说的时候那仅仅是他的观点，虽然我听到了也明白，但还是不能融入我们自己的内心。只有不断地去体验，才能真正地在自己身上发挥作用。今天继续做走路不得返回去的练习。已经快一个月了，走路这个问题还没有完全控制好。

东老师和我详细地分析了那些感觉来的时候到底会不会丢东西。他说如果真的丢东西了，我们看一眼就能确定，根本不需要长时间反复地检查。如果是我们看一眼无法确定的东西，那就不是我们丢的东西，上面也不可能带有我们的信息。因为我经常看到一些很小的东西，小到我不能确定是什么，第一眼看到之后再看第二眼的时候就看不见了。大多数都是灰尘类的极小的东西。这些东西都是和我无关的，就算和我有关这么小的东西上也不可能写着我的信息。东老师让我做个实验，看看多大的东西是我一眼就可以确定的，我发现，就算是手指甲大小的纸片我一眼也可以确定是纸片，这就说明我一眼确定不了是什么的东西要比手指甲还小很多。他又让我在手指甲大小的纸片上写字看看能写几个字，我发现最多不超过5个字。也就是说，我不能确认的东西就算上面有我的信息，最多也只有三四个字而已，这么少的字是无法传递任何完整的信息的。他还分析了是否有人会去捡这些东西，根据常识可以判断，其实很少有人到处捡这么小的东西。还有就是我到底在什么上面写过自己的这些事情，事实上我从来没有写过的。经过这些分析，我似乎明白了很多，也轻松了很多，对自己的信心也增加了很多。

　　大概用了一个半月的时间，我走路和扔垃圾基本正常了。接下来练习门窗、水龙头、煤气和电源，标准是允许检查一次，但时间不能超过3秒。开始的时候，我并不能完全做到检查一次，更不用说3秒钟了。检查一次之后还是总觉得不确定，想到万一没关好就麻烦了。一想到万一的后果就越想越害怕，最后只得再去检查。东老师说要对"万一"这个词保持警觉，要把这个词作为强迫症这个犯罪嫌疑人的重要特征。他告诉我只要一出现"万一"这个词就要坚定地把它确定为犯罪嫌疑人，坚定地告诉自己这是强迫症在作怪，而不是去想万一真的发生了会怎么样。后来经过练习我可以做到只检查一次了，但时间很长，我会站在那里不肯离开，直到自己认为看清楚了为止。东老师再次强调，其实我们的眼睛是正常的，手上的感觉也是正常，如果没关好的话，我们检查一下就完全可以确定的，不需要花那么长时间。虽然我们检查过一次之后还是会有怀疑，但要知道这个怀疑是无缘无故的，是强迫症在捣乱，是犯罪嫌疑人，不必去理会它，就带着这种怀疑和焦虑离开，这点是最难做到的。当时自己好像不受自己控制的，腿好像钉在地上了一样，就是离不开。东老师又让我每次设定检查的时间，第一周可以检查30秒，第二周20秒，第三周10秒，第四周5秒，第五周3秒。这样又用了一个多月的时间，我这些检查也基本做到正常了。偶尔我也有控制不好的时候，有些时候还是会有焦虑的。

　　相似的方法和过程，大概又用了将近七个月的时间，其他的症状也都得到了明显的好转。虽然偶尔还会担心"万一"，偶尔也会有些焦虑，但对我的生活和心情已经没有什么大的影响了。回顾整个过程，我感到有两点最重要了。一点是对于错误认知的调整，这是必须要做的。如果我们的错误认知得不到调整，我们就很难去控制强迫行为。只是我们很多时候陷入了自己固有的思维模式里很难调整这些认知，这时最好能有其他人来帮助我们改变看法。认知调整了，我们才有理由让自己去控制强迫行为。但焦虑并不会仅仅因为认知的改变而马上消失，暴露练习和行为阻止练习也非常重要。由于我们已经形成了固定的条件反射，一到那个情境，焦虑就会被激活，而情绪对我们的思维和动机等都有影响。所以就算认知调整了，但在当时的情境下，我们还是不能相信正确的认知，而是担心那个"万一"。这也就是第二点，如何解决焦虑的问题。这对所有的强迫症朋友来说都是最重要、最关键的问题。我们之所以控制不住强迫行为，就是因为我们无法忍受当时的焦虑。我们必须要认识到，这种焦虑不需要实施强迫行为也可以缓解。但这点必须自己在实践中去体验，仅仅知道这个道理是远远不够的。我也是在不断的练习中才慢慢体会到其实不用去检查，焦虑也过去了。等焦虑过去之后再回头想想当时的情境，就一点都不害怕了，还会觉得当时怎么会那么难受呢？这样慢慢地积累成功的体验，我们对强迫症的控制能力就会越来越强。只要我们能做到不害怕焦虑，大胆地去体验、去经历焦虑，那我们的强迫就一定能好。

问题与讨论

了解最初刺激事件的意义

有一些强迫症朋友能找到引发强迫症的具体刺激事件，而另一些强迫症朋友则是在某些长期压力作用下缓慢发展的，并没有一个明显的刺激事件。了解最初引发强迫症的刺激事件，对于治疗师形成对案例的概念化很有意义，但对于治疗效果来说影响并不大。比如在本案例中，治疗者由于当初对手淫的错误看法引起了内心冲突，最终导致了强迫症的发生。我们可以通过心理咨询使强迫症患者本人认识到这其中的联系，但事实上这并没有使得强迫症状得到明显的改善。在强迫症的发生过程中，这类具体的刺激事件仅仅是导火索而已，更深层的因素是性格基础。

治疗师可以和强迫症朋友分析、探讨这类事件的意义，以及在强迫症发生发展过程中所起的作用，但不能把这作为强迫症治疗中的主要部分，不必过分纠缠于此。在完整的强迫症治疗过程中，当症状明显缓解后，可以对患者进行一个阶段的发展性咨询，主要是完善其性格，防止复发。

关于想象暴露

对于那些认为如果停止强迫行为，就会发生灾难性后果的强迫症朋友来说，想象暴露非常有效，因为他们所恐惧的后果在现实情境中并不存在。比如，担心自己的信息被全世界的人都知道了，这在现实情境中是无法进行现场暴露的，对于这样的案例需要进行想象暴露。

对于那些直接进行现场暴露过于恐惧的朋友，在进行现场暴露之前先进行想象暴露也能起到很好的效果。这时，想象暴露的恐惧程度至少不能低于真实情境中的一半，每次想象暴露的时间不应少于45分钟。

影响想象暴露效果的常见因素有以下三种：一是想象的时候注意力不能保持集中在恐惧的情境里；二是想象的时候暗示自己这是假想的，不是真实的；三是主动通过其他"安全行为"来缓解恐惧。这样做不能引起足够的恐惧，所以想象练习达不到很好的效果。

无法阻止强迫行为

如果无法阻止强迫行为则预示着治疗或者自助的失败。按照前面提供的行为阻止的方法（觉知的做、延迟、遍数递减、时间递减、等级递减、程序递减），所有的强迫行为都可以被成功阻止。不能停止强迫行为的一个重要因素是无法忍受当时的恐惧和焦虑，对恐惧和焦虑的承受力太低。认为不实施强迫行为，恐惧和焦虑就会一直存在，或者会持续增加甚至会发疯。关于这方面需要认真地体会前面关于焦虑和恐惧的论述，明白这些情绪的生理基础以及消退的途径。此案例中的这位朋友开始时很难停止强迫行为，一感到焦虑就马上去检查，使得治疗进展缓慢。如果我们开始的时候没有足够的信心来忍受恐惧，至少也要有进行尝试的勇气，这个时候"延迟"的方法比较有效。随着我们成功延迟或者阻止强迫行为次数的增加，我们对恐惧的耐受力会自然增加的。

把恐惧和焦虑看成刹车的信号

很多朋友一出现恐惧和焦虑就马上实施强迫行为。他们经常会说，还没来得及调整就已经开始强迫了。事实上，强迫行为并不是条件反射的行为，强迫行为是受我们大脑控制的行为。条件反射的行为无法控制，比如手遇到火会自动缩回。强迫行为不同于此，只要我们有意识地练习是完全可以控制的。

不要把恐惧和焦虑当成是要求我们实施强迫行为的命令，而是要看成需要"刹车"的信号。每次恐惧和焦虑袭来的时候，可以先做几次深呼吸，使自己的情绪先平静一下，然后再来看看这是一个什么样的问题，是现实中客观存在的危险还是自己主观想象的危险，是否符合"犯罪嫌疑人"的特征。如果能判断是强迫症的症状，就要坚决阻止强迫行为。可以试着问自己这样的问题：

问：我现在为什么感到恐惧？

答：我感到恐惧是因为我想到……

问：这个危险是我想象的还是客观存在的？

答：我也不知道。

（很多朋友无法肯定地回答这个问题，这时可以继续问下面的问题。如果能回答自己这是主观想象的，那么就不用再往下问了，而是直接告诉自己："既然是想象的，就不是客观存在的危险，就不必管它，蹲在脑子里的老虎不吃人。"）

问：有什么现实的信息提示我确实存在危险？

（如果是强迫症的症状这时候很难找到什么现实的信息能够证明确实存在危险。比如，担心丢东西的朋友，现实的信息就是听到东西掉到地上的声音、余光看到有东西掉下、发现自己身上的东西不见了等；担心被狗咬到的朋友，现实的信息就是痛的感觉等。）

答：没有什么信息提示我确实存在危险。

这时可以告诉自己，既然没有任何信息提示确实存在危险，那就是安全的。不必实施强迫行为，该做什么就做什么。

虽然这样做了，但恐惧和焦虑并不会马上消失。只要不去理会这种情绪，过一段时间就会自然地消失。

我的机器人生活

从半年前开始,我的生活里出现了很多固定的程序,而且迅速发展。现在我每天花在这个程序上的时间超过8个小时。为此,一个月前我辞职了。下面说说我一天的生活:

起床:早上醒来我不能马上起床,我需要先把左腿向上抬三次,然后右腿在向上抬三次,然后说三遍"一日之计在于晨",这样我才可以坐起来穿衣服。

穿衣服:穿衣服之前我需要先正面抖三次,转过来再抖三次,然后按照我自己的程序穿上,如果感觉穿的不好要脱下来重新穿,每天早上都要穿几遍。

上厕所:我需要按一定的姿势坐在马桶上,这个没有固定的次数,一般三到六次,我自己感觉坐好了就可以了。

刷牙:刷牙时我要把牙膏拿在手里心里数数,数到99才可以挤牙膏。先刷哪边的牙、刷多少下都是固定的,这样刷牙大概需要20分钟的时间。

洗脸:洗脸的时候,我需要先把手弄湿,在耳垂儿上反复地摸三次,然后开始洗脸,洗的过程是双手的手掌在脸颊上反复洗36次才算洗好。

挂毛巾:擦好脸后挂毛巾需要用双手拎着毛巾的两个角抖6次,把毛巾翻过来再抖6次,之后把毛巾挂在毛巾杆上,手要在毛巾上捋三次,这样毛巾才算挂好。

吃饭:吃早饭的时候,我坐在那里先不动,需要等一种感觉,直到我感觉可以了才开始拿筷子吃饭。这个等待的时间长短不一,有时几分钟就可以了，有时需要半个多小时。我吃饭非常慢，一般两个小时能吃完一碗饭算是快的了，每往嘴里送一口饭的时候我都需要反复地看几次，然后送进嘴里，在嘴里要反复地咀嚼，把饭嚼成糊状还不肯咽下去，一直嚼啊嚼啊的，都快像水一样了，才咽下去。一般来说，我吃完早饭都要中午12点多了。

出门前检查：我出门也比较费事，不管出门前我是在客厅还是其他什么地方，都需要先到卧室的一个凳子上坐一下，然后在门口反复检查衣服的口袋以及要带的包。

穿鞋：每次穿鞋的时候，我需要站在一个固定的地方，先穿右脚的鞋，穿好右脚的鞋我需要在地上跺三次右脚，然后再穿左脚的鞋，左脚也跺三下，这样我也不能马上出门，我需要站在那里原地不动地找一种感觉，具体是什么感觉我也说不上来，反正就是我必须觉得感觉可以了，才能出门。

洗澡前：先把干净的衣服拿出来整齐地放在床上，然后一件一件地拿到浴室里放到洗衣机的盖子上，是一件一件地拿不是一起拿过去的。从床上拿到洗衣机上这样衣服的顺序就颠倒了，所以在洗衣机上我还得再重新放一遍，把衣服的顺序调整回来。即使是只有两件：内裤和睡衣，我也要这么做。有时只有一件内裤，我也是要按照这个程序来做。脱衣服也是按照一定的程序，把衣服一件一件地放到一个篮子里，由于是先脱外衣再脱内衣的，这样内衣就会在最上面，我需要让内裤和胸罩在最下面，所以篮子里的衣服我需要重新再放一遍。在开水龙头前，我需要先用左手碰一下，再用右手拧开水龙头，然后用淋浴头在地面上反复冲三次。

洗澡：先用水冲屁股，必须从右面转过来，再冲自己的阴部，冲右腿、左腿，再冲右脚、左脚。然后，必须再从右面转身，冲后背，再从右面转身冲前面，冲左胳膊，再冲右胳膊。这样先把全身冲一遍，然后再开始洗，洗的顺序和刚才冲的顺序一样。之后再用沐浴露，顺序也和前面的一样，然后把沐浴露冲掉，这样算一遍。洗一次澡需要这样反复三遍。都洗好了之后，阴部和肛门附近再反复地洗三遍。

洗澡后：洗完澡我不能马上擦，还要站在那里找感觉，直到我感觉可以了再开始擦。擦身体也按一定的顺序，先擦阴部，然后擦左边的臀部，再擦阴部，然后擦右边的臀部，之后擦肛门、左腿、右腿、后背，再擦前面，这时需要把毛巾洗三次，再擦脸。然后，把毛巾在额头上碰三次。挂毛巾和洗脸之后挂毛巾程序一样。穿衣服的时候我必须站在一个固定的地方穿，穿衣服和早上起床穿衣服一样也是反复地抖三次。穿好衣服后不能马上离开卫生间，还是要站一会找感觉，找到感觉后我需要跺一下右脚，然后才可以开门出来。

上床睡觉：上床之前，我必须到那个凳子上坐一下，就是我每次出门前要坐的那个凳子。然后我要按一定的姿势坐在床上，具体什么姿势我也无法描述，就是和早上上厕所时坐马桶的是一个类型，一般要坐下起来，再坐下起来，反复几次，感觉对了就可以了。上床时，我要先后仰，两个手撑在床上，然后双腿伸直，抬起与地面平行，再转动身体把双腿一起移到床上，这个流程一般也需要反复几次。之后，把该脱的衣服脱下来，放到旁边的沙发上，放衣服需要放下拿起再放下，再开始睡觉。

上面这些是基本每天都要做的固定的程序，还有很多临时的程序，很多很多，反正现在是不管做什么事情之前都有一套固定的程序了。

说实话，我并没有因此而感到多么的痛苦。也许是因为时间不长吧，我还没有真正领教到强迫症的厉害。只是由于我现在不能工作了，生活中的很多事情也没有时间去做了，才觉得自己这样有点不对劲。一个月前老公实在无法忍受我这样，就带我去了医院。医生说这是强迫症，给我开了塞乐特。药开回来了，我一直都没吃。这一个月情况发展得很快，原来要准备十几分钟的事情，现在都要半个小时以上了。虽然我仍然不认为这是一个多么严重的问题，但对我的生活影响确实很大，而对我的心情影响似乎并不大。在老公和父母的说服下，我还是决定接受系统的治疗。

东老师说我这是非常典型的仪式行为。我自己并没有感觉这样有多么的痛苦，只是觉得影响了工作和生活，心情也还可以。这可能和病程比较短有关，很多强迫症朋友最开始出现强迫时也并没有意识到问题的严重性，也没有太痛苦的体验。慢慢地，当反强迫的意识越来越明显时，又发现自己无力控制，才会越来越痛苦。东老师问我如果不按这样的程序做会怎么样？我说不会怎么样，只是很难受很想这么做。东老师说，关于仪式行为也存在两种情况：有的朋友是觉得如果不按这个标准的程序做，就会发生很不好的事情，为了阻止这些不好事情的发生，所以必须这么做；另外一些朋友并不这么认为，他们很清楚地知道不这么做也不会发生什么，只是心里感到难受而已。对于第一种情况需要进行认知调整，具体方法可参看前面"当庭审判"里面介绍的方法。

根据以前对心理咨询的了解，我以为东老师应该对我小时候的经历进行详细的分析，但他并没有这么做。只是详细询问了我现在的情况，还问了我最开始出现这些情况的时候我遇到了什么事情，并对此做了一些简单的解释。之后他又问我是如何一步一步发展的、看过哪些心理医生以及自己尝试过什么方法。通过和东老师的交流我了解到：虽然不做这些行为我会很焦虑，但只要我面对这些焦虑，并且接纳这些焦虑，坚决控制住不去这么做，焦虑持续不了多久就会自动缓解。我的治疗就是要逐步控制自己不去这么做，等待焦虑自然过去。他告诉我不要怕焦虑，焦虑只是一种体内激素分泌的变化而已，不必管它就可以了。对他说的这些我都还没有体会，也不能体会是否真的就是这样。不过我真的希望自己能回到喜爱的工作中去。所以，我还是决定按照他说的去努力。

我们一起制定了一个焦虑等级表，后面的分数表示如果我不按照那个固定的程序去做的话我有多焦虑。0分表示一点也不焦虑，100分表示极度焦虑，50分就是中等程度的焦虑。我们约定从20分的挂毛巾开始练习行为阻止，每天提高一个等级，最后在100分的等级上反复练习。

挂毛巾	20分
起床	30分
刷牙	40分
洗脸	40分
出门前检查	50分
穿鞋	60分
穿衣服	60分
上床睡觉	70分
上厕所	70分
洗澡	80分
洗澡前	90分
洗澡后	100分
吃饭	100分

练习挂毛巾的时候，东老师去买了条新毛巾回来。让我在咨询室练习正常挂毛巾，要求我挂的时候不要反复抖，挂好了之后也不要用手捋一下。他站在旁边看着我。开始的时候，我真的不知道该怎么做，手好像都不会动了。好像挂毛巾只有一种方式，那

就是按我的程序进行，现在不让我这么做了，我竟然不会做了。我站在那里发呆，在东老师的催促下我开始做。和正常人相比有些慢，我自己感觉很别扭，但最终还是按要求挂好了。我并没有成功的喜悦感，而是浑身都不自在。在接下来的40分钟里，我反复练习了20次左右的挂毛巾，到后来已经能感觉到比最开始习惯了很多，动作也流畅了。这天的作业是回家练习一个小时挂毛巾。

作业完成得很好，可是在平时用毛巾的时候却依然还是老样子，因为太习惯化了，根本意识不到需要去控制。挂好之后才意识到又在强迫了，然后拿下来按照练习时的动作再重新挂一次。现在的问题不是做不到，而是做的时候没有想到去改变。东老师告诉我，每次洗完脸要用毛巾的时候先提醒自己一下，要按正常的来做。

第二天练习的是起床，东老师无法直接示范和监督我，他给我讲了该怎么做，也给我老公讲了该怎么给我做示范以及怎么监督我，然后在家里让老公陪着我练习1小时，反复地起来再躺下、再起来再躺下这样练习。第一次练习的时候我真的不知道该怎么起来，试了好几次都没起来，不按程序我就不会起床了。老公一步一步地给我演示他是怎么起来的，让我跟着他做。开始的十几次真的很难，我自己都觉得好笑，为什么这么简单这么正常的事情，对我来说却这么难呢。练习了1小时之后，我稍微感觉有点习惯了，没有开始的时候那么难受了。然后，我又练习了20分钟的挂毛巾，并且提醒自己把练习的成果应用到现实生活中去。

第三天练习刷牙，东老师特意买了牙膏、牙刷和牙缸，他在旁边看着我让我按正常习惯刷牙。想改变这种强迫的习惯真的很困难，整个人好像都僵在那里不会动了。自己的手好像不听使唤，心里乱乱的。我站在那里竟然十分钟没能开始刷牙，虽然东老师一直叫我开始，但我觉得不按程序做就别扭，而且不知道该怎么做。这样僵持犹豫了十几分钟，我一直在想正常的应该怎么做，但就是想不出来，就是不知道什么才是正常的。后来，东老师一步一步地给我演示，让我跟着他做，就算是这样我仍然感到很艰难，还好总算做下来了，不过中间停顿了几次，因为我不知道接下来该怎么做了。整个刷牙的过程用了大概10分钟的时间。接下来又练习了1小时的刷牙，后来相对来说就比较顺利了。

对于前面练习过的项目，还是每天继续练习。东老师要求我挂毛巾每天还得练习20分钟，起床练习半小时，刷牙练习1小时。所有的练习一直要练到在生活中能很自然地、像正常人那样完成才可以。

第四天练习洗脸，第五天练习出门前不要检查。过程和前面的都差不多，就是在咨询室的时候东老师监督我做，回家后老公监督我专门做练习。接下来的两天没有进行新项目的练习，是对前面的练习进行巩固。

所有的练习基本都是相同的方式进行的。还算顺利，中间偶尔会有一两天的反复，就是通过练习已经做得不错的行为又有些强迫了。不过这种情况一般不会持续下去，一出现我老公就提醒我，然后我们再做专门的练习。遇到的问题就是在专门练习的时候我做得都很好，但一到实际生活中，还是不能做到完全自然，有些小的仪式行为还是要做。关于这些小的强迫行为，东老师说要靠我自己保持警觉，并且去控制。

一个月的时间很快就过去了，我每天用在强迫症上的时间从八个多小时降低到了二十几分钟。这是一个令人振奋的结果。但我的强迫并没有完全好，在很多事情上有些小的仪式行为我还是会做，不过都不怎么浪费时间了。对我的生活也基本上不造成什么影响和困扰了。东老师似乎也是一个追求完美的人，我自己认为保留一点微小的仪式行为也无所谓，但他坚决不让。他说斩草不除根，春风吹又生，还是要求我必须把所有的仪式行为都严格阻止掉。

东老师和我分析了为什么我还有些小的不明显的仪式行为依然存在的原因，其实是我自己的态度问题。我认为这些仪式行为不怎么浪费时间，对生活也没有什么大的影响了，所以做就做一下吧，也没什么关系。东老师说这是对自己不负责任，对自己的微小放纵都有可能导致强迫的卷土重来。所以，态度上一定要转变，对强迫症状不能姑息养奸，仍然需要坚决阻止。道理上我也能明白，只是在现实生活中那种想实施仪式行为的心瘾并不是很好克服的，总是想这次就来一下吧，下次再开始控制，而事实上这次都没做好，下次怎么可能做好呢？对我们来说下一次太多了，这就像戒烟朋友的最后一支烟一样，总是想抽完这支以后就不抽了，但事实上每次都这么想，这最后一支烟就永远抽不完了。所以，我要从这次做起，要坚决控制，决不寄希望于下一次。

接下来的路要靠我自己走了，不过我现在很有信心。我相信会越来越好的，也请你们相信：强迫症并非是不可战胜的。

问题与讨论

单纯的仪式行为

此案例中没有发现具体的强迫思维，只有仪式行为。绝大多数强迫症朋友的仪式行为是为了缓解强迫思维所带来的恐惧和焦虑。像本案这样没有强迫思维的情况在所有强迫症中所占的比例很低。根据国外的研究显示：有约2%的强迫症朋友只有仪式行为而无强迫思维；有约4.5%的强迫症朋友只有强迫思维而无强迫行为。

停止仪式行为的后果

很多强迫症朋友害怕一旦停止仪式行为就会发生灾难性的后果。比如，担心停止了仪式行为亲人会发生不幸、自己的命运会不好或者地球会爆炸等；另一些强迫症朋友并不担心会发生什么灾难性的后果，但停止仪式行为会让他们感到很焦虑，他们忍受不了这种焦虑；也有的朋友担心，除非进行仪式行为，否则焦虑会持续增加直到垮掉。

此类症状的治疗或者自助，必须要确切地了解强迫症朋友所恐惧的后果，根据不同的情况要采用不同的方法。比如，对于害怕不进行仪式行为地球就会爆炸的朋友来说，需要进行想象暴露；对于像本案例这样的朋友，当停止仪式行为只是焦虑而不担心发生什么可怕后果的，则不需要进行想象暴露。

练习中的效果很难推广到日常生活中去

很多朋友反映，在我的咨询室里或者是在自己专门练习的时候，无论是暴露练习还是仪式行为的阻止都能相对容易做到，但在日常生活中遇到引发强迫的情境时就很难控制了，要么逃避，要么实施仪式行为。

对于这种情况，需要我们每次提前提醒自己。一般来说，我们对可能引发自己强迫的情境都是很熟悉的。所以，在每次可能面临这种情境之前，要先提醒自己这次不要逃避，也不要实施仪式行为。比如，此案例中的朋友每次洗澡都有一套固定的程序，那么在每次洗澡之前就需要提醒自己，今天洗澡不能按原来的程序洗了。在做其他事情之前也都要这样提醒自己。

再比如，反复检查的朋友每次离开一个地方都要认真地检查是否落下东西，这样在每次要离开一个地方之前都需要提前提醒自己，这次离开就不要检查了。

通过提前提醒以及每次都有意识地去控制，我们慢慢地就会习惯正常的行为模式，直到最后不需要提前提醒也能正常地生活。

症状的反复

强迫症的好转过程并不是一条持续上升的直线，更有可能是一条呈螺旋式上升的曲线。在整个好转过程中，情况出现反复是比较常见的。对此，我们需要有心理准备，并且掌握一些应对的方法。

首先，当症状出现反复的时候，不要慌乱。不要认为之前的努力都白费了，又回到从前了，甚至比从前更糟糕了。这时要尽量保持平和的心态，冷静客观地分析一下造成反复的原因。反复对于我们来说是提供了一次很好的学习机会。要去分析以前什么行为是有效的、什么行为是无效的、这次是不是自己在哪些方面没有坚持或者是放弃了什么才反复的等。如果是自己的信念滑坡了或者有效的方法没有继续坚持，那就应该坚定自己的信念，继续坚持以前有效的方法。

同时，也要从系统的角度来看问题。人是不能孤立存在的，总是要受到所处的人际环境、社会环境、自然环境的影响。比如，把一个骑自行车的人和自行车看做一个系统，如果是在上坡，需要的动力增加，用力过猛可能使链条断裂，这时原因不是在链条上，而是在斜坡和用力过猛上。这就告诉我们，系统的一部分发生变化，可能会引起另一部分的改变。所以，引起我们反复的原因也有可能并不在我们的自身，而是生活中的其他问题。比如，亲人过世、离婚、失业、人际矛盾、要参加考试、怀孕、小孩出生、财务危机等。对于这类问题需要和家人一起探讨，以寻求合适的解决办法。这时需要明白，并不是自己的努力都白费了，而是因为生活中遇到了一些现实的问题，所以才出现了反复。

下一次再开始控制

这次还是先检查一下吧，下次再开始控制。类似"下一次"的想法在强迫症朋友中很常见。这不是因为自己没有意识到或者来不及控制，而是因为不愿忍受当时的恐惧而放纵自己。所谓的"下一次一定做到"，只不过是给这次实施强迫行为的一个自己可以接受的理由。要认识到这是理由而不是决心，真的到了下一次，我们还会同样使用这个理由来进行强迫行为的。小学的时候，我们就学过《明日歌》了：明日复明日，明日何其多！日日待明日，万世成蹉跎。世人皆被明日累，明日无穷老将至。晨昏滚滚水东流，今古悠悠日西坠。百年明日能几何？请君听我《明日歌》。我们不妨稍微改动一下变为《下次歌》："下次复下次，下次何其多！次次待下次，强迫永相随。强迫皆为下次累，下次无穷老将至。晨昏滚滚水东流，今古悠悠日西坠。若想强迫不烦扰，请君就从这次始。"

挥不去的"霉女"

"霉女"这个词是我临时借用的，有两层含义：一是美女，二是指会给我带来霉运的女人。她是我的同班同学，高三时从外地转到我们班的。开始她并没有引起我的注意，但班里的男同学都对她很有兴趣，甚至有调皮的男生还当面对她说：我们谈恋爱吧。大多数男同学都想找机会接近她，背后也总是谈论她。慢慢地我也开始留意起这个女同学了，她长得真的很漂亮，我不知道怎么去形容女孩的美，反正看到她感觉很舒服，会产生一种想和她拥抱的冲动。没想到的是，这个美女鬼使神差莫名其妙地偏偏喜欢上了我。简单介绍下我自己的情况，一米八的身高，人长得很帅，学习也很好。可以毫不谦虚地说，我是当时整个高三年级的第一帅哥。一直有女孩追我，但我对自己要求非常严格。早就给自己定下了规矩，高中绝对不谈恋爱！虽然我们班有好几对儿了，但我始终固守着自己的原则。我不但不谈恋爱，而且还要求自己不得随意和女同学讲话。这样，在女同学面前我就显得很高傲。不知道是不是越这样越能吸引女同学，反正总有女同学主动找机会接近我，问我题目、找我借笔记、找我借作业，等等。我对此非常警觉，并尽量使自己远离这些。

这个女同学来了3个月之后就开始找各种机会接近我。我对所有这类的行为都很反感，认为会打扰我学习，更何况对这样一个全班焦点，我的警觉性更高。不知道她哪来的勇气和魄力，竟然在高三上学期期末考试之后给我写了一封信。信中她并没有明确地说要和我谈恋爱，只是说希望能和我做知心朋友，在学习上互相勉励，等等。就是这封信打开了我的潘多拉魔盒，噩梦从此降临了。

高三的学习有多么紧张就不必多说了，我一心只想好好学习，可她却在这个时候来打扰我。因为接下来是寒假，我见不到她，但她的形象、名字和那封信的内容却时常出现在我的脑海里，使我不能安心学习。慢慢地我发现这对我的复习影响很大，所以就开始抵制想这些东西。我想努力学习，可"努力学习"这四个字又成为了我新的烦恼，因为在她的信里有"学习"和"勉励"这两个词，所以我也感觉这两个词不好，"努力"和"勉励"这两个词又有一个字发音相同，所以"努力"这个词我也觉得不好了，还有就是"朋友"这个词，我也觉得不好。这是一件多么矛盾又痛苦的事情啊！！我想努力学习，可是这个念头一出现，我就感觉完蛋了，"努力"和"学习"这两个词不好，那我肯定学不好了。同时，她的形象以及名字不断在我大脑里出现。我拼命地抵制着一切和她有关的东西。可是，它们依然顽固地出现，我为此心烦意乱，痛苦不堪。我也不知道自己是怎么想到"解决"办法的，后来每当这些东西出现在我头脑里，我就会"呸、呸、呸"这样吐三口唾沫，再说一句"滚××××，去死吧"，这样我就觉得把她带给我的晦气赶走了，接下来做什么事情都不会受到她的影响了。刚开始这样做的时候是有效的，但是随着它们出现的频率越来越高，我开始觉得这样做还是不行,因为它们每天从早到晚几乎一直都存在，我每天要"呸、呸、呸"，"滚××××，去死吧"要说上几百遍，嘴巴都干了。周围的人也慢慢地发现我有些不对劲了。于是，当这些想象再出现在我头脑里的时候，我就会主动地想象猪八戒的形象，用猪八戒的形象把她的形象替换掉，然后再来一遍"呸、呸、呸"，"滚××××，去死吧"。

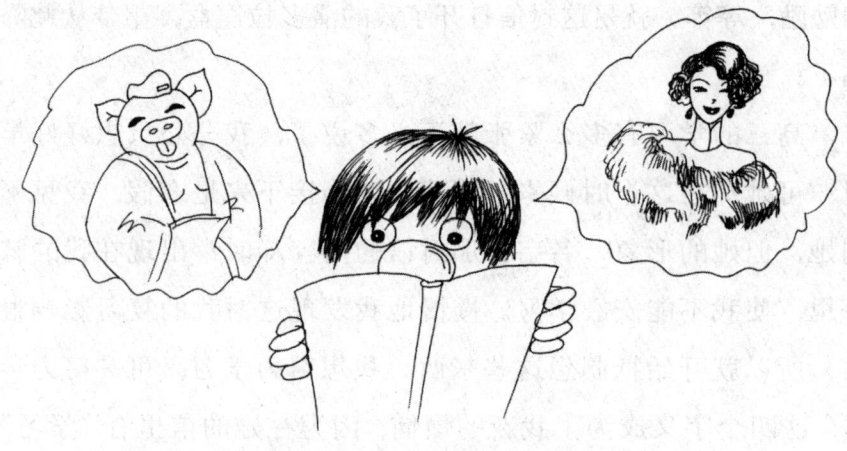

走出强迫症
找回美丽的日子

初中的时候，我曾暗恋过班级里的女同学，我觉得这个女同学能给我带来好运。所以，对于强迫我变得更加主动，做任何事情之前我都需要先在头脑里清晰地想象出初中女同学的形象，我觉得想着她来做事情会很顺利的。如果这个形象想得不清晰，我就不会开始做事情。每做一件事情之前，我都要努力去想象她的形象，这占用了我大量的时间。

如果我正在做事情的时候，头脑里出现了那个"霉女"的相关信息，我就会重做，直到我脑子里是那个初中女同学的清晰画面为止，多的时候一件事情我需要反复做几十遍。

我的症状可谓无所不在，几乎做每件事情都会这样。比如，我早上起床，如果醒来的时候"霉女"出现在我头脑里，那么我就觉得今天一天都会很不好。所以，我要躺在那里想象初中那个女同学的形象，直到想好了我才能起床。同样的状况也发生在穿衣服、刷牙、洗脸、上厕所、吃饭、上学、做作业、看电视、听歌、玩游戏的时候。当时，我并不知道这是强迫症，也不知道这是怎么回事。

高三的下学期，我就是在这样的痛苦中度过的，学习效率极其低下。本来可以考上名牌大学的我，最终只勉强上了一所三类本科。高考之后，所有的症状一下子没有了，那个暑假我过得还是比较轻松的。大一、大二我过得也还不错，基本上没有受到什么困扰。我在大学里也是春风得意，大一当班长，大二当学生会副主席，大三当学生会主席。

大三，我也开始谈恋爱了。在大学里，我应该是谈恋爱比较晚的了。恋爱，让多少年轻人神往的事情啊，浪漫而甜蜜。但，对于我完全不是这样。恋爱又重新唤醒了那个沉睡的恶魔，强迫再次袭来。

记得那是大三的圣诞节，在和女朋友参加完舞会后，我们到操场上散步。然后，在一个相对僻静的角落我们拥抱在一起，在那里我迎来了人生的初吻。都说初吻是多么的美妙和消魂，可是我，这辈子都没有可能体验到初吻美好的感觉了。就在我们双唇接触的那个瞬间，"霉女"突然闯入我的大脑，犹如晴天霹雳，一下子把我扔进冰冷的万丈深渊。我没有体验到接吻的感觉，只体验到恐惧、抓狂、愤怒、无奈。我又被高三时的那种感觉抓住了，内心充满了怨恨，我恨那个女同学，恨死她了。接着，所有的症状统统都回来了。我不仅和女朋友在一起会出现"霉女"的形象，就连做其他事情也会出现。慢慢地，我开始害怕和女朋友在一起，我的初恋在这样的痛苦和煎熬中勉强维持了一个学期，以分手告终。那夜，我不知流了多少泪，不仅仅是无奈分手的痛苦，还有强迫症带给我的深深的绝望和冰冷。

我也曾在大学的心理咨询室咨询了好多次，但收效甚微，就这样带着"霉女"毕业了。期间的酸甜苦辣我不想多说，有强迫症的朋友必定深有体会。

工作之后，情况有了新的变化。我的主管是一个小我1岁的好强女孩，她比我早两年进公司。其实，她还人也不错，只是比较强势，且有点自以为是。我很不喜欢她。慢慢地，我不再想高中的那个女同学了,而是开始想现在的主管,"霉女"变成了我的主管。情况和以前一样,只要她的形象一出现,我就"呸,呸,呸"三下,然后说一句"滚××××,去死吧"。举几个例子具体说一下吧。

比如,我开电脑,在开的时候,如果"霉女"的形象出现了,我就会关掉电脑,然后"呸、呸、呸"三下,再说一遍"滚××××,去死吧"。之后,我要努力地去想初中时我喜欢的那个女孩的形象,直到她的形象能很清晰地出现在我头脑里,我才再次开电脑。这个时间长短不一。有时第二次开的时候突然"霉女"又出现,或者突然感觉初中那个女孩的形象不够清晰,我就会再关掉电脑重来。打开网页或者文件也是这样的情况。

再比如,我吃饭的时候,如果"霉女"的形象出现,我就会觉得把她吃到肚子里了,她就会一直在我的身体里,这样我以后肯定会倒霉的。所以,我要把饭或者菜吐出来,然后想初中女孩的形象,直到想好了我再吃。

现在生活中几乎每件事情都是这样。下面是我的部分典型症状,后面的分数表示的是,当我在做这件事情的时候,那个"霉女"的图像闯入,我不进行强迫行为("呸、呸、呸,滚××××,去死吧";用猪八戒的图像替换;重复正在做的事情)会有多焦虑。0分表示一点都不焦虑,100分表示极度焦虑,50分表示中等的焦虑。

看书	30分
买自己喜欢的东西(如CD等)	40分
开电脑	50分
开重要的文件	60分
洗澡	70分
开家里的门	80分
起床	90分
吃饭	100分

以上这些只是我所有症状中很少的一部分，生活中我做任何事情都带着这个强迫。看书的时候，如果"霉女"出现了，我就觉得书上的内容也被她看到了，这样她就可能知道的和我一样多了。买自己喜欢的东西时，我觉得"霉女"会"污染"我喜欢的东西，这样就有种不完整的感觉。开电脑和打开重要的文件，我会觉得她干扰了我的心情，这会发生什么不好的事情。洗澡时，我觉得如果有她出现，我就洗不干净，整个身体都被她"污染"了。开家门的时候，如果"霉女"出现，我就感觉把她带进了我家里，这样这个家都被她"污染"了。起床如果想到她，我会觉得今天的第一件事都没做好，那么一天所有的事情都做不好了。吃饭的时候如果想到她，那是最可怕的，这样她就跑到我身体里了，那就会永远伴随着我，无法排除了。其他这里没有提到的情况，想法也都是和这些相类似的。

前几次咨询，东老师给我做了一些认知上的调整。我主要有三个认知上的偏差；一个是认为自己头脑里不应该出现"霉女"的形象；一个是认为只要"霉女"的形象出现就会带来不好的事情；一个是为了避免这些不好的事情，我必须进行强迫行为，就是"呸、呸、呸"三下，和说一句"滚×××，去死吧"，还有用猪八戒的形象去替换。东老师问我对自己的这三个想法有多相信，一点都不相信是0，完全相信是100%，中等程度的相信是50%。我当时的相信程度是90%。东老师分别针对这三个认知偏差和我做了验证、辩论和解释。

他告诉我：我们的大脑里会出现什么样的想法和图像是不能完全受自己意识控制的。人脑有140多亿个脑细胞，每秒钟可以发生10万次的生物化学变化，任何想法和图像都可能出现。这些东西的出现没有应该和不应该之说，所以不要对它们的出现进行任何价值的判断。你就是善恶、是非、对错、美丑、应该不应该这类的判断太多了。他说其实现实并非是如此简单的二元标准可以区分的，而且对于我们自己头脑里出现的东西根本就不需要去区分这些。出现就出现吧，既来之则安之。心平气和地去接纳它们，不必反抗也不必抵制，也不必当真，被它们拉着鼻子走更是大可不必了。要学会区分想法和事实。想法无论多么真实，都仅仅是想法，不必为自己的想法烦恼，也不必对自己的想法害怕。他说蹲在脑子里的老虎不吃人，如果有一只真的老虎蹲在我们面前，那我们可以害怕、恐惧，可以逃跑或者找武器和老虎搏斗。现在是老虎蹲在我们的脑子里，对我们没有任何威胁，不必害怕，更不必逃跑和搏斗。我们所有的强迫症其实都是在和自己脑子里的这个假老虎在搏斗，所以要放弃这种搏斗。要明白，脑子里这个老虎是我们自己主观臆想出来的，不是真的，是虚假空的，没必要理会它，就让它在那里蹲着好了。

至于"霉女"形象的出现会带来不好的事情，东老师让我找证据来证明我这个想法是正确的。我找不到证据来证明我的观点，我只是感觉会是这样。东老师说我们需要相信科学，不能跟着感觉走。科学是可以证实或者证伪的。比如看书这件事情，是你在看书，她的形象出现在你头脑里，她本人怎么能看到你正在看的书呢？这是不可能。再比如吃饭，你只是在吃饭的时候想到了她的形象，怎么可能就把她吃到肚子里去了呢？这也是不可能的。还有一件事情是否发生都是有诸多因素的，而我们可以想象到的因素里不包含是否想到她的形象。比如是否会发生车祸，那是和当时的天气、路况、司机的熟练程度、司机的负责程度、车子的性能以及是否有故障等因素有关，而和我们的头脑里出现什么人的形象无关。通过东老师深入的分析和形象的举例，我也能在理智上明白了，这些联系都是我自己的感觉而已，不是事实。这些感觉是错误的。

对于我认为自己的强迫行为能预防不好的事情发生，东老师大概是这样给我解释的。首先，按前面的分析，会发生不好的事情这个想法就是错误的，所以所有的强迫行为都是建立在这个错误的前提基础之上的。前提都是错的，前提都是虚假空的，那么后面这些为了解决问题的强迫行为也就都是不必要的、无意义的、徒劳的了。另外，即使是退一万步来说，就算前面的联系是对的。比如，想到"霉女"的形象真的会带来不好的事情，那又岂能是"呸、呸、呸"和"滚××××，去死吧"所能预防得了的呢？所以，无论怎么说，强迫行为都是自欺欺人的一种徒劳行为，是完全没有必要去做的。

道理说得虽然很清楚，我也相信，可是强迫症并没有因此而一下子就好了。那种感觉依然缠绕着我。不过，我能明显地感觉到已经减轻了很多。接下来是暴露/仪式行为阻止法。东老师让我主动地想象"霉女"的形象，并在头脑里清晰地保持她的形象。第一次开始想的时候焦虑是60分，想象20分钟左右焦虑升高到70分，想象45分钟之后焦虑降低到30分。第二次想的时候，最高的焦虑也只有30分，无论怎么想都没有再升高。东老师说他还是第一次遇到像我这样只练习一次之后焦虑就降低这么多的案例呢。然而后来证明，这只是一次特殊情况，第三次的想象暴露练习分数仍然达到了60分。东老师让我坚持每天进行想象练习，直到最高分数不超过30分为止。

行为阻止是从30分的项目开始的，其实我每一个分值的项目都有很多，前面的只是一些代表而已。要求我在做30分的项目时如果出现了"霉女"的形象，我要继续做，不能重做，也不能执行那些强迫行为。30分的项目我完成得很好，几乎是在没有遇到任何困难的情况下完成的。之后，40分、50分、60分的项目也都是一路过关斩将，势如破竹。虽然有些小障碍，但都能克服。偶尔控制不好还是会有些强迫行为，不过比之前好了很多。

东老师又用了三次咨询的时间，和我探讨了背后深层次的心理因素以及那些没有得到很好解决的内心冲突，使我认识到我为什么会这样，这其中是哪些心理因素在起作用。东老师告诉我，这些是必须要明白的，但仅仅明白这些我们的强迫并不会就好了，仍然需要坚持接纳和行为阻止的练习。我现在的问题是自己不够主动，不是东老师布置的作业我就不会主动去克服，好像只有东老师布置的才需要去完成一样。其实，这是不对的，我们应该对自己的生命负责，不能被动地接受和等待，要更加主动和积极。对"霉女"的出现会带来不好的事情虽然已经分析过了，但我现在还是有50%相信真的会是这样。我有些时候能完全不相信，但真的在做事情的时候还是有些担心。

一个月很快就过去了。其中关于我的那三个错误的认知，东老师又专门和我探讨过几次。虽然理智上我能明白，但还是会隐隐地感觉那可能是真的。关于"呸、呸、呸"和"滚××××，去死吧"以及要用猪八戒的形象去替换，这三个强迫行为我都能控制住了。关于做事情之前要在头脑里想象初中时我暗恋的那个女同学的形象，这个强迫行为还是不能完全去掉。进步表现在，以前我要把这个形象想得很清楚才可以做事情，现在我不用想的那么清晰了，只要模糊地想一下就可以开始做事情了。东老师说，这个内隐的强迫行为只能靠我自己去控制，别人无法从外在帮助我去控制。他又从道理上和我分析了这样去做是否真的有必要，是否真的能阻止和预防什么。道理上明白之后，他要求我自己去控制，而且要继续巩固之前所取得的成果。

四个月之后，我所有的情况都基本好转，只是那个"霉女"还是会偶尔闯入我的头脑，她闯入的时候我也多少有些不自在，但所有的强迫行为都已经控制住了，难受的感觉不会持续很长时间。

在做一些重要的事情时，表现会严重些，但我自己完全可以应付了。东老师又说，90%左右的正常人也会偶尔出现强迫症状，让我不必太在意，不必总是评估自己到底有没有完全好，要把精力都投入到生活中去。

问题与讨论

关于信念强度

所谓信念强度是指强迫症朋友对自己强迫观念的相信程度。此案例中的朋友对于"霉女"的出现将导致不好的事情这个强迫观念的相信程度为80%。这是一个较高的信念强度。

少数强迫症朋友极端顽固地相信其强迫观念是正确的。他们可能会坚信他们的强迫思维和强迫行为是理性而且也是必要的。对于这样的朋友，治疗效果不是很理想。

但是，大部分强迫症朋友对其强迫观念的相信程度是随情境的改变而变化的。降低强迫症朋友的信念强度，可以使他们更有理由依从治疗师的要求去进行暴露练习和阻止强迫行为。通常可以使用专业的认知治疗技术和行为试验来降低信念强度。另外，如果强迫症朋友的依从性较好，能很好地完成暴露练习和强迫行为阻止，这时，事实会提供大量的信息使得其强迫信念的强度自动降低。

完全缓解的间歇期

此案例中的朋友在高考之后有两年多的时间完全正常，我们把这一段时间叫做完全缓解的间歇期。有11%～14%的强迫症朋友会有这种完全缓解的间歇期。一般来说，这是由环境的改变而引起的。本案中，患者是因为高考结束，升学压力没有了，所以暑假里强迫症状也消失了。进入大学的头两年，由于环境的变化，加之大学里学习压力比较小，所以也没有出现什么强迫症状。但是，由于开始谈恋爱使他心理状态发生变化，强迫症再次出现了。有些朋友是因为大学里要考英语四六级或者准备考研，或者就业压力等使得强迫症再次出现；也有朋友是因为生活中其他因素的改变而症状缓解或反复的。

对于这种有完全缓解间歇期的朋友，在其间歇期内进行干预是比较明智的选择。这时，针对其性格基础进行旨在完善其性格的发展性咨询，可以有效地防止强迫症的反复。强迫症朋友也可以自己在这一时期内阅读一些调整心态以及完善性格方面的书籍。

症状的变化与替代

有一少部分朋友的强迫症状始终固着在某一方面，更多的朋友其症状是不断迁延泛化的。一些症状的变化看起来具有跳跃性，从症状表现来看似乎没有什么联系。但认真分析不同症状表现背后的深层原因，可以发现不同症状之间有着紧密的联系，一般说来都是源于相同的核心信念。这也提示我们治疗师不仅要直接针对症状做工作，也要对其背后的核心信念做调整。

更常见的情况是当一个更恐惧的刺激出现后，先前所恐惧的内容就被这个更恐惧的内容所代替了。当通过治疗或者自救这个更大的恐惧得到缓解之后，之前的恐惧内容可能又重新成为问题，这时仍然需要按照相同的方法进行处理，尤其要注意处理不同症状背后的相同的核心信念。

冲动！冲动！可怕的冲动！！

　　3年前参加朋友的婚礼，婚宴在20楼，那天我正好坐在靠窗的位置，上海的夜景看起来很美。我一共喝了2瓶啤酒，大家边吃边聊。吃的差不多之后，我看着窗外的景色，突然有种想跳下去的冲动，虽然玻璃幕墙很坚固，但这个想法还是吓得我一身冷汗，而且是越想越恐惧，后来我只得换了一个离窗较远的位置。晚

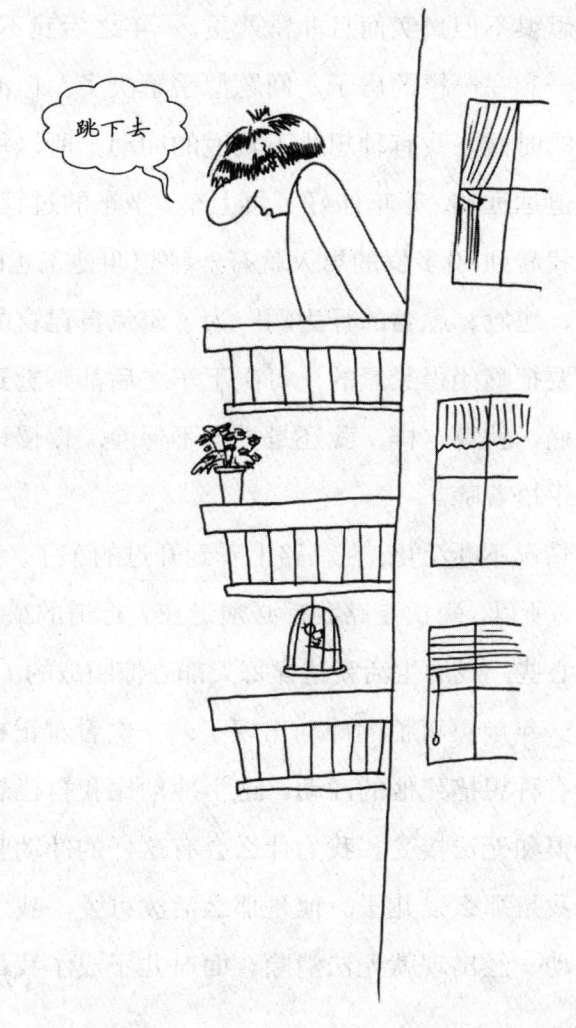

上回到家里后我还在想，我怎么会有这么可怕的冲动呢？要是真的跳下去了那可怎么办啊？躺在床上想到这些还仍然在害怕。后来，在酒精的作用下我慢慢地睡去，一觉醒来似乎忘了昨晚的事情。接下来的几周过得也算平静。一次去拜访客户，他的办公室在6楼，我去的时候他在开会，需要在一个小会议室里等一会。巧得很又是靠窗的位置，那个想跳下去的冲动突然又出现了，我吓得半死，只能到走廊去抽烟来使自己平静一点。

从此之后，只要一到高处我就会有这种冲动，每次都非常恐惧。这样，我就尽量避免到高处去。可是我家住在12楼，在家里也会经常出现这种冲动，这是一件相当麻烦的事情，那种冲动带来的恐惧不但真实而且非常严重。一年之后我不得不把房子卖掉，换了一套在一楼的房子。问题似乎解决了，但冲动越来越多。等地铁的时候，我有种想跳下轨道的冲动，所以每次等地铁我都是离轨道远远的，等车停好了再上车。坐车的过程也是相当痛苦的，因为我看到50多岁的男人就有一种想叫他爸爸的冲动，这是多么荒唐、尴尬、愚蠢的行为啊！为了避免自己真的喊出来，我一路上都要把嘴闭得紧紧的，每次下车之后都感觉到牙根和脸部肌肉的酸痛。就算这样，我还是觉得不保险，慢慢地，我每次坐车都要用手捂着嘴。

情况不断泛化，在马路上看到开过的车子，我就有种撞上去的冲动。所以，每次走路我都必须走在人行道的最内侧，这样才能稍微安心些。我的生活就这样每天都心惊胆战的，感觉累得不得了。

一年前更可怕的冲动出现了，一次看着正在熟睡的儿子，我突然有种想掐死他的冲动。这个冲动比我自己想跳楼的冲动更让我恐惧和无法接受。我为什么会有这样的冲动呢，我百思不得其解。我是那么爱儿子，他是那么活泼可爱，我怎么能这样呢？这个冲动一经出现就无法消除。面对儿子成了我最害怕的事情。我真的想那么去做。每次见到儿子我都要有意离得远远的，根本不敢靠近他，更别说抱抱他了。可就算是这样我仍然提心吊胆，还是觉得不安全。后来，慢慢地担心自己会在睡觉的时候起来掐死儿子。这让我更加恐惧，因为睡着了我就不知道自己的行为了，万一真的把儿子掐死了怎么办。最后我实在没办法，只能把儿子送到我妈妈家里住。这样虽然对儿子的恐惧没有了，但自责和内疚却每天折磨我，而且对其他东西的恐惧并没有减少，还在不断增加。吃饭时，看见筷子我有种想扎自己的眼睛或者身边人的眼睛的冲动；开会时，我有想拿杯子砸领导的冲动；和朋友说话的时候，我会出现想骂对方的冲动。还有很多是根据当时情况产生的临时冲动。我每天都活得战战兢兢，还要花很大的力气来控制自己不要去做。这样的生活不仅苦而且很累。

　　后来妻子在网上找到了东老师的网站，听了他的讲座后我感觉一下子好了很多。我就像抓到了一根救命稻草，第二天一早便迫不及待地拨通了东老师的电话，并约好了周末见面。经过系统的咨询，我完全回复了正常。虽然那些冲动有时还会冒出来，但我并不怎么害怕它们了。我知道它们都是虚假空的信息，都是纸老虎。

案例篇

冲动！冲动！可怕的冲动！！

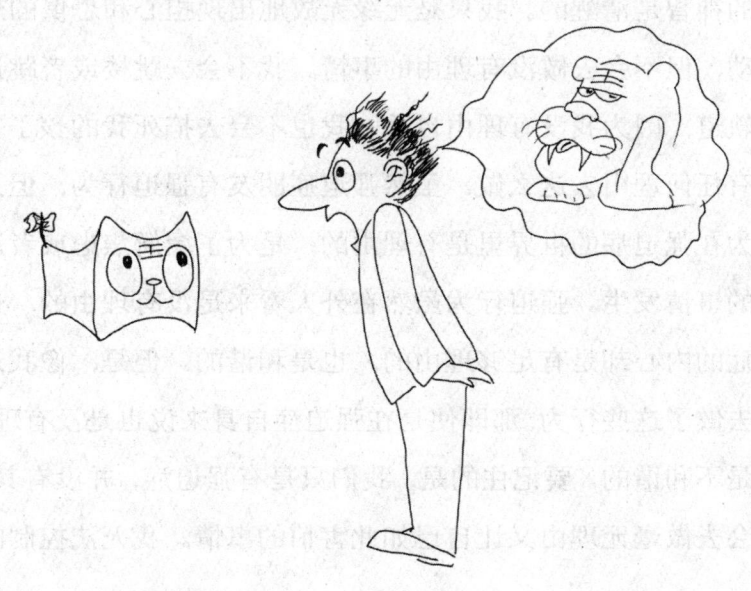

东老师首先给我讲了强迫症是怎么回事。他说强迫症是一种病，这点是毋庸置疑的。所以，所有强迫症的症状都是病态的，都是虚假空的，都是不真实的。仅仅是我们大脑里出现的一种无意义也不会去做的想法、图像、冲动而已。要学会区分想法和事实，不要害怕我们大脑里出现的任何冲动。要知道这些仅仅是冲动而已，我们是不会去做的。道理上虽然这么说，可是我怎么知道如果不控制的话我真的不会去做呢？东老师从两个方面给我解释了这个问题：首先，从强迫症的本身来说并不是只有我一个人有这种冲动。这种冲动是强迫症的一类典型症状，全世界有很多的人都有这样的冲动。在过去的100多年里，对强迫症的研究发现，没有人真的把这些冲动付诸实施了。其次，从强迫症的性质来看，强迫症只是我们的头脑里会闯入一些我们不想要的、甚至是恐惧的想法、图像、冲动而已。这个病的性质就是会出现这些冲动，而不是去按着这样的冲动去做。有一点必须明白：任何事情都有规律可循，也都会按照规律发展和变化。强迫症的规律就是会突然出现这些冲动，而不是去采取行动。事实已经证明，没有人这样做过。然后，东老师又从我自身方面来分析：虽然我有强迫症，但我的神智是清醒的。我只是无缘无故地出现担心和恐惧的想法和冲动，但不会去做没有理由的事情。我不会去跳楼或者跳进地铁的轨道，因为我没有理由自杀。我也不会去掐死我的孩子，因为没有任何理由去这么做。虽然强迫症朋友有强迫行为，但是强迫行为在强迫症的世界里是有理由的，是为了缓解焦虑或者避免不好的事情发生。强迫行为虽然在外人看来是没有理由的，但在强迫症的内心却是有足够理由的，也是和谐的。但是，像我这样如果去做了这些行为，那即使是在强迫症自身来说也是没有理由的，也是不和谐的。要记住的是，我们只是有强迫症，并没有其他病，不会去做毫无理由又让自己如此害怕的事情。我无法控制的是大脑出现这些冲动，我的行为是完全可以控制的。所以，我根本不会去做的。

　　东老师和我反复讲解和分析之后，我的恐惧降低了很多。但一到那些场景，我仍然还是会害怕，因为那种冲动真的很真实很强烈。当时我也按他讲的来说服自己，但还是担心万一真的这么做了怎么办。东老师又告诉我这个"万一"是根本不存在的。"万一"是强迫症的症状，而强迫症都是虚假空的。另外，仅仅从道理上明白还是不够，需要我在实践中体会。事实会告诉我我是不会这么做的。他首先让我练习的是在和朋友说话时，不必费力地控制自己不去骂别人，而是允许那个想骂对方的冲动在头脑里出现，不去理会它，该说什么就说什么，尽量使自己放松。我这样试着去做了，刚开始还是做不到，还是担心万一骂了就麻烦了。东老师给我反复解释之后，鼓励我试着不去控制。这样经过大概一个多星期，我基本可以做到不去控制了，而我也没有真的去骂别人。这使我增强了信心，也更确信东老师说的话了。接下来是练习在开会的时候不要控制拿杯子砸领导的冲动。和前面的练习差不多，开始很难做到，但慢慢地调整，慢慢地努力，最后也基本做到了。又练习了在地铁上不要捂着嘴，也不要理会叫别人爸爸的冲动。这样用了大概三个星期的时间，和朋友说话时那种骂对方的冲动已经很少出现了，开会时拿杯子砸领导的冲动减少了很多，坐地铁叫别人爸爸的冲动也基本没有了。

　　接下来，东老师陪我一起上街，练习走路的时候不要靠在人行道的最内侧，慢慢地练习安全情况下在机动车道上走一段路。这个经过两个星期的持续练习也好转了70%左右。然后，东老师陪我去地铁站练习等地铁。在做这个练习之前，他又把以前的东西详细地、反复地给我讲了几遍，还对这段时间的练习进行了总结，让我自己认识到其实真的是不需要控制的，那些仅仅是一些无意义的冲动而已。在地铁站，我们先从离轨道大概3米的地方开始练习，每次在这里站一个小时。3米的地方我不怎么害怕，因为离轨道比较远。一个星期之后改为2.5米，又一个星期之后改为2米，然后是1.5米，这个距离我的恐惧就比较厉害了。他又把那些东西讲给我听，还让我看到以前练习所取得的成果。在这个距离上，我们练习了2个星期才感觉好点。然后是1米，这个我就更恐惧了。开始的几次，为了让我放心，东老师都是紧紧拉着我的胳膊和我站在一起的。随着练习次数的增加，他拉我胳膊的力度越来越小。一个星期之后，他就不拉我的胳膊了，但还是站在我身边。这样又练习了一个星期，我可以做到即使他不在我身边站着，我也可以站在离轨道1米远的地方等车了。接下了继续练习了两个星期，我的恐惧基本不会超过30分了，而且有些时候在想其他事情就忘了这个恐惧了。对于在高处想跳下去的恐惧没有专门练习，随着对等地铁练习的进行，对高处的恐惧自己就缓解了。

最后一个练习是和我儿子待在一起。方法和等地铁的练习相类似。首先是由我妻子陪同和儿子一起待10分钟，但不需要和儿子有身体接触；然后是每周延长10分钟的时间；这样能在一起待一个小时之后，练习我一个人和儿子待在一起，也是从10分钟的时间开始练习。由于前面有妻子在旁边的练习，我也体验到了不去控制也不会真的掐死儿子，所以一个人的练习相对容易了很多，基于这种情况东老师让我每两天延长10分钟。能做到我一个人可以和儿子在一起待一个小时之后，开始练习和儿子有身体上的接触，开始也是有妻子陪同练习，到没有恐惧之后我自己练习。这个练习是很痛苦的，有如履薄冰如临深渊的感觉，尤其是刚开始练习的时候。经过两个多月的练习，我已经基本可以一个人和儿子待在一起了，也可以抱抱儿子了。那种冲动的出现越来越少，就算出现的时候，我的恐惧也不那么高了。我能够说服自己这些都仅仅是冲动而已,都是强迫症在捣乱,蹲在脑子里的老虎不吃人,不用害怕它。

这样,我的生活渐渐地恢复了平静,我也能体验到生活的乐趣和幸福了,对于大脑里的很多想法和冲动也都不怎么理会了。

问题与讨论

什么是强迫意向

此案例是典型的强迫意向。所谓强迫意向是指强迫症朋友本人反复体验到,想要做某种违背自己意愿的动作或行为的强烈内心冲动。比如本案中的朋友在高处想跳下去、谈话时想骂人、开会时想拿杯子砸领导、想伤害自己的孩子、看见插座想去触电等。其本人明知这样做是荒谬的、不可能的,努力控制自己不去做,但却无法摆脱这种内心的冲动。尽管当时这种内心冲动十分强烈,却从不会付诸行动。

强迫意向有没有实施的可能性

一般认为,强迫意向是不可能真的付诸实施的,也有极个别的朋友反映,确实尝试实施过这类行为。对此,我个人还无法给出合适的解释,也许确实实施这类行为的朋友已经不是单纯的强迫症问题了,也许是诊断有误或者还同时存在其他问题。

曾经尝试或实施过强迫意向的朋友,请不要自行按本书提供的方法进行自救,请到专业正规的机构进行诊断和治疗。

没完没了的"为什么"

我的强迫大概是在八九岁的时候出现的。记得当时有一次爸爸骑自行车带着我，我突然想到人为什么会死。当时很害怕，那时是害怕死，觉得再也见不到父母了，想着想着就哭了。关于人为什么会死的问题当时大概想了一个多星期吧。后来也不知道怎么回事就忘了，没再想过。偶尔也会想一些问题，短的想个两三天就过去了，长的想个十几天也能过去，自己也并不感到烦恼。现在还能想起来的想过的问题有：为什么这边是东那边是西呢？宇宙的外面是什么呢？筷子为什么是长的呢？鸡为什么不会游泳呢？人是不是真的可以飞檐走壁呢？美国人好看还是中国人好看呢？反正乱七八糟的问题想过很多。直到小学六年级的时候，我开始想一加一为什么等于二，这回和以前都不一样了。这次想了一个多月都没过去，而且自己感觉很难受。我就开始问我爸爸为什么一加一等于二，爸爸说一加一就是等于二，没有为什么。我不满意，还是反复地问。爸爸开始就告诉我别想这些没用的东西。可是，我做不到不想，还是反复地问，把他问烦了，他就骂我。

以前想的那些问题我都没有问过爸爸，都是自己一个人想的。这次是实在想不明白了才问爸爸的。虽然他骂我但我还是要想。问题越来越严重，后来我想这个问题想得根本睡不着觉，脑子想得晕晕沉沉的。有时，我会在半夜一两点钟叫醒爸爸，问他一加一为什么等于二。夜里叫醒他几次之后，他不再骂我了。因为他意识到我不正常了，所以他开始带我求医。

医生开药给我吃了，我情绪好了一些，但还是会想问题。不

知道为什么后来一加一等于二的问题就不想了，我又开始想土为什么能变成瓷呢？这个问题好像又想了大半年。后来又想为什么要学习啊？人为什么活着啊，活着的意义是什么呢？有些时候我能想出一个答案，但过不了多久就觉得自己想出的答案不对劲，好像不是最好的答案，然后就继续想。

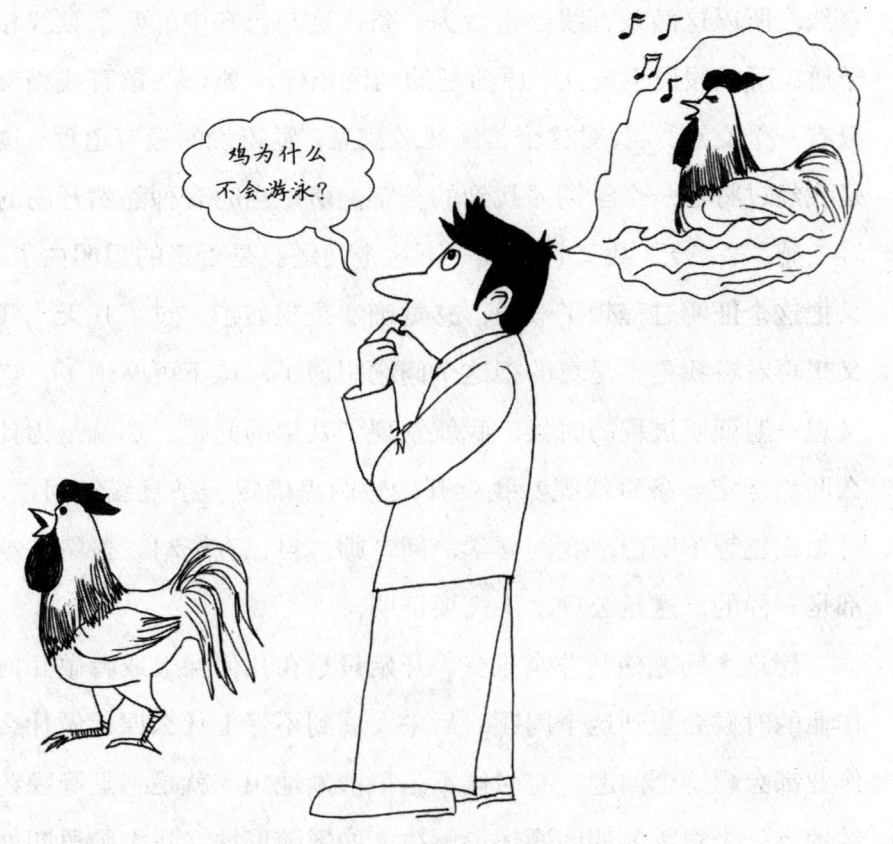

上初中开始学几何，我的问题就固定在一个问题上了，那就是几何里面的一个公理："两条直线相交只有一个交点。"我开始想这个问题，可是怎么想我都想不明白。开始我是问同学，同学说这个就是这样的，记住就行了，不用知道为什么。这样的答案显然不能说服我，我就去问老师，老师说这个在几何里叫公理，公理就是没有为什么的，人们认为就是这样的。在几何里，定理是可以证明的，但公理是不可以证明的。公理是几何的基础，无法证明也无需证明。只要知道两条直线相交只有一个交点就行了，别的不用多想。这个答案对我来说和没有答案是一样的，因为这个我自己知道，学公理的时候老师就讲过了。我依然难受，依然继续想，也去问了其他的老师，答案基本都是一样的。后来我查到了这样的证明："假设两条直线有两个交点。因为两点确定一条直线，所以这两条直线会重合为一条。这与已知中的两条直线相矛盾，所以假设不成立，原命题的结论正确。所以两条直线相交只有一个交点。"我对这个答案比较满意，觉得说的很有道理。这是我经过将近一个学期才找到的答案，所以当时有种豁然开朗的轻松感。第二天，我又想检查一下这个问题我是否真的想明白了，又把这个证明过程想了一遍，感觉确实是想通了。过了几天，我又想再看看我是不是真的把这个问题想通了，这下可麻烦了。当又想一遍证明过程的时候，我就发现了其中的问题。那就是为什么两点确定一条直线呢？我就开始想两点确定一条直线的问题。可怎么也想不明白，我问同学，问老师，自己查资料。答案基本都是一样的，这是公理，不需要证明。

想这个问题使我非常难受。开始只是在几何课上或者做几何作业的时候会想到这个问题，后来发展到不管上什么课、做什么作业都会想这个问题。有时候不是很清晰地想，就是感觉隐隐约约地有一个很重要的问题还没解决，如影随形地在我大脑里四处飘荡。我说不出具体的感觉，好像胸口也有点堵得慌。这一个问题从初中想到了高二，学习成绩也大受影响，人也变得呆呆的，坐在一个地方就想这个问题，想得实在难受时我就甩甩头。只有在打球或者打电脑游戏时我能完全不想这个问题，其他时候总是或清晰或模糊地想这个问题。真是痛苦不堪。

东老师并没有给我分析为什么两条直线相交只有一个交点这个问题。他说就算这个问题找到我满意的答案了，还是会出现其他问题让我困扰的。所以，问题的关键并不是想明白这个问题，而是全面地看待我的强迫。这和我前面咨询的几个咨询师都是不同的，他们都是在和我分析两条直线相交有一个交点这个问题，而东老师完全没有就这个问题本身和我谈太多。他说这个问题本来就是无解的，如果他来分析还不如我的几何老师分析的明白呢。如果去分析这个问题本身就是方向错了。他先给我详细地介绍了强迫症，告诉我强迫症是一种起因很复杂的心理问题，在我身上的表现就是会经常反复地想一些问题，总是找不到满意的答案。就算有时能有比较满意的答案，但过一段时间就又觉得不满意，还是要继续想。或者，这个问题终于找到满意的答案了，新的问题就又出来了。

需要我明白的是，这些问题的出现本身就有问题，本身就是大脑发出的错误信息。如果我再去分析，再去寻找答案，那就是错上加错了。对于强迫症我们需要知道，其症状都是由于某些原因而产生的虚假空的想法和感觉，要把强迫症的症状和我们现实的生活区分开来。我们之所以不断地想问题，主要是由于两个因素：一个是我们觉得这个问题需要想明白；一个是虽然知道不需要想明白，但不想就难受。针对这两个因素，东老师分别帮我做了解释。

第一，关于需要去想明白这个因素。他说，关于一个问题是否需要我们一定要想通，可以从下面几个方面进行思考：

1. 这个问题是和我们的生活、学习或者工作息息相关的。
2. 这个问题的解决有着实际的意义，或者说不解决会使我们接下来要做的某些事情无法继续正常进行。
3. 问题的解决需要必备的理论基础，应该遵循一定的程序或者方法。
4. 这个问题没有现成的答案。

5. 什么时候解决，什么时候可以暂时放下不解决，我们完全可以自己做主。
6. 问题解决的过程中可能会遇到困难，但不会一想到问题就焦虑难受。
7. 其他人遇到相同的问题也需要去解决，或者认为有必要去解决。

上面这7条并不是什么真理，只是东老师针对我的情况给我提出的参考建议而已。如果一个问题符合上面的这几条，那么就是现实中需要解决的问题，而不是强迫症的症状了。这样来看看我现在想的两条直线相交只有一个交点这个问题，符合第一条，和我的学习相关，其他的都不符合。这个问题只需要记住就可以了，并不影响我接下来对几何的学习。公理是没有办法证明的东西，是人们在长期的实践生活中认为正确的东西。我不能做到想想的时候就想，不想想的时候就不想，我自己做不了主，一想到这个问题我就难受。我的同学都不这样想这个问题，所以这个问题是不需要想的。

再看看我以前想过的其他问题是否符合上面这7条。关于一加一等于二的问题，这个问题也和我的学习相关，但不想明白并不会影响我的继续学习。我也不能暂时放下不去想。有的朋友可能会问那为什么陈景润想一加一等于二的问题就不是强迫症，为什么我想就是强迫症呢？我当时也问了这个问题，东老师是这样解释的：首先，陈景润是数学家，这个属于他的工作范围或者说这个是他选定的研究方向；其次，他已经具备了一定的基础，解决这个问题也遵循一定的步骤程序和方法；再次，他自己想休息的时候可以暂时不想这个问题，也就是说什么时候想什么时候不想他自己说了算；最后，虽然解决这个问题很困难，但他并不是一想到这个问题就焦虑难受。我想这个问题并不符合上面几点。

我不是数学家，这个问题也不是我的研究方向；我不具备相应的基础；我考虑这个问题的时候也没有什么程序方法之类的，只是不断地想为什么一加一等于二；我更无法控制自己什么时候想什么时候不想，只是一想到这个问题就难受。所以，对于我而言，这就是强迫症的症状，就是不需要去解决的。

再比如，人为什么活着这个问题，这属于人生意义的问题，应该是哲学家思考的问题。当然，正常人也可以思考。但是，如果我们思考到自己不能做主了，自己无法控制什么时候想什么时候不想，而且想得很痛苦又欲罢不能，那就是强迫症的症状了。哲学家在思考这个问题的时候并不像我们这样无法控制，痛苦不堪的。哲学家都是在对自己生活经验的总结和对社会的观察以及大量阅读研究前人观点的基础上进行思考的，而我们强迫症朋友不是这样的。

再比如，我们的大脑是如何记忆的这个问题，这应该是生物学家或者心理学家应该考虑的问题，而不是需要我们花如此多的精力解决的问题。同样，人为什么长两条腿而不是三条腿，这也是动物学家、人类学家或者进化学家该考虑的问题。其他问题也是一样。东老师说我是在过别人的生活，而且还没过好。

强迫症状不是由问题内容本身决定的，而是由它和我们生活的相关程度、我们自己是否可以控制去想还是不去想以及焦虑程度来决定的。由此看来，我想的这些问题都是强迫症的症状，都是不必要如此去想的。

第二，关于不想就难受这个因素，难受、焦虑、恐惧是强迫症的核心情绪，强迫症的治疗也是对焦虑的习惯化过程。我们需要去面对和完整地体验这种情绪。事实上，强迫症到后来是不去强迫也焦虑，去强迫还是焦虑。这是一个长痛和短痛的问题。如果我们去想，去分析或者通过其他的强迫行为来缓解焦虑的话，那就是选择了长痛；如果我们不去想，那就只需要经受暂时的焦虑，从长远来看我们最终会得到解放的。

东老师告诉我对待这些问题需要记住下面这几个词：不烦躁、不驱除、不理会、不分析、不回答、不解决。

不烦躁就是不要因为这些问题的出现而烦恼，不要去想"这个该死的问题怎么又来了。烦死了，什么时候能不出现啊"之类的，要心平气和地接受这些问题的出现，接受它的出现并不等于要去解决它。不驱除就是告诉我们不必想方设法把这个问题从我们的大脑里赶出去，这是做不到的，也是徒劳的，而且会使我们的情况越来越糟糕，就让它待在我们的大脑里，愿意待多久就待多久。接下来就是不要因为我们接受了它的出现，也允许它待在我们的大脑里就认为该去解决它。这时我们需要冷处理，就是不理会、不分析、不回答、不解决。

要做到这个六个"不"字真的很难很难。我们的心瘾实在是太大了。首先，我们会在潜意识里认为问题是很重要的，是需要解决的；其次，我们已经习惯了问题一出现就去分析它，很难换个方向不去分析它，而且不分析又很难受，我们不知道该如何解决这种难受，这就是好转困难并需要时间的原因。只要我们牢记上面的方向，并且坚持按这个方向去做，慢慢地就会好起来。东老师和我反反复复地讲了很多道理，也举了很多生动的例子，都是围绕着上面这些核心内容的。所以，只要把上面这些内容好好理解并在实践中慢慢体会，强迫症就会慢慢地淡出我们的生活。我现在已经很少想这些问题了，虽然可能我还是比别人爱思考。但我基本都能做到不深陷其中了。

问题与讨论

什么是穷思竭虑

此案例是典型的强迫性穷思竭虑。所谓穷思竭虑是指强迫症朋友对日常生活中的一些事情，或自然现象或社会现象，寻根究底，反复思索，明知缺乏现实意义，没有必要，但又不能自我控制。比如，反复思索：一加一为什么等于二？人为什么活着？大脑是怎么记忆的？严重时可达到什么事情都做不了，整天思考问题，食不知味，夜不能寐，头晕脑胀。

穷思竭虑与其他强迫症的区别

穷思竭虑与其他类型强迫症的区别主要表现在：强迫性穷思竭虑一般都没有明确的恐惧对象。这类朋友并不是因为恐惧什么才去反复思考的，也不是因为害怕不思考就会发生什么灾难性的后果。

穷思竭虑的治疗

对于穷思竭虑的治疗首先必须明白一点，不要和其本人一起去分析和寻找问题的答案。一旦我们和强迫症朋友一起去分析和探讨他所思考的问题了，那方向就错了，我们也将被拖进强迫症的漩涡。有些朋友所思考的问题已经上升到哲学或者宗教的高度，是我们很难回答的。另外，就算有些问题可以从理性或者科学的角度找到答案，但强迫症朋友并不会满足于这个答案。一定要清楚穷思竭虑的朋友问题不在于缺少一个确定的答案，而在于无法停止思考。穷思竭虑的朋友又可分为下面两种情况，不同的情况治疗的方法也不同。

很多穷思竭虑的朋友并不认为自己思考的问题是没有意义的或者是不需要思考的，而是觉得自己所思考的问题具有一定的现实意义，是需要想明白的。比如，反复思考人生意义的朋友可能会说："如果我想不明白人生的意义，那我为什么还要活着呢？"对于这样的朋友，治疗需要分两步进行：第一步要使其本人意识到这些问题是不需要如此反复思虑的。这点可以通过认知和说理来达到。第二步是当本人能够明白这些问题是不需要反复思虑的之后，可以主动引起这些问题，然后阻止其进行分析和思考。这时穷思竭虑的朋友会很焦虑，就让其待在这种焦虑里，等待焦虑的自然缓解。

另外一些穷思竭虑的朋友知道某些问题是不需要去思考的，但不思考心里就很难受，那种想思考的心瘾无法克服。对于这样的朋友只需要引起其问题，然后阻止其进行分析和思考。

停止思考后的隐约不安

一些穷思竭虑的朋友通过治疗或者自助之后可以做到不去思考这些问题，但仍然感觉到有一种弥散性的、隐约的难受存在。这种感觉一般很难用语言表达清楚。好像有一个问题没有得到解决，隐约有不安全感，这种不安的感觉需要一段时间才能完全消退。此时，要让穷思竭虑的朋友明白，这种情况是完全正常的，不必去理会它，只要坚决地做到不烦躁、不驱除、不理会、不分析、不回答、不解决，经过一段时间这种感觉会慢慢消失的。

咽不完的口水，管不住的眼神，
上不完的厕所

我的强迫比较另类，传说中的口水强迫、余光强迫、声音强迫、呼吸强迫、上厕所强迫，还有那个我自己命名的躯体感觉强迫。我查了很多资料，书上都没有提到这些强迫的名称，只有在网上能看到有些和我一样的朋友。我的强迫是从初二开始的，那时班上有一位同学有鼻炎，上课时总是擤鼻涕，不擤鼻涕的时候也是经常发出把嘴闭上让气从鼻子出来的那种声音。刚开始的时候我并没有在意这些，可不知道从什么时候起我很烦听到这些声音。上课的时候，听到这些声音就很烦躁，我想专心听课，不想被这些外在的声音所干扰。但我越是想不要听到这种声音就越是能听到这种声音。为此，我调了好几次座位，就是为了离他远点。可还是不行，依然能听到他的声音。后来就算他不发出声音的时候，我也很焦虑，我不知道他的什么时候会发出声音，就好像我一直在等待他发出声音一样，这种等待的过程比真的听到他的声音更让我无法忍受。再后来，我干脆用手把耳朵捂上，这样感觉好一点。可是，我的学习就受到了很大的影响。这种情况只要是上课就要每天承受，周末和假期就好了。

上高中后，我们不在一个学校，为此我非常庆幸，以为我终于可以过平静的生活，也可以好好学习了。刚开学的一个多月确实是这样的。可是，在期中考试前有一次物理课上（我物理学得不好），我无意中看到同桌在记笔记的时候有转笔的习惯，我就觉得这影响了我的学习。我就强制自己不要看到她在转笔，可是我的眼神似乎不受控制，偏偏就要看到她在转笔，从此之后，她的笔就没离开过我的视线。过了几天，我实在无法忍受了，就和我的同桌说了，让她以后不要转笔。她不转笔之后我好了一个多星期，我认为问题解决了。在一次几何课上，我无意中看到她的笔和三角尺放在桌子上，我又开始难受了。这样我对余光里的任何东西都难受了，包括笔、尺子、废纸、和这堂课无关的书，还有黑板旁边墙上的黑点或者其他痕迹等。我开始用余光注意周围的同学，我总能看到他们。我感觉他们都能发现我在看他们，就想那些男同学会不会认为我心里喜欢他们才用余光看他们的啊？所以，我更加恐惧，怕别人误会自己，更加拼命地控制自己的眼神，可是根本控制不住。这时我开始出现身体上的反应，每当这个时候，我就感觉浑身发热，心跳很快，根本无法学习。

当时教我们英语的是一个大学毕业不久的男老师。有一次上课，他穿着一条牛仔裤，我无意中发现他生殖器的轮廓清晰可见。当时我感觉自己的血一下子都涌向了大脑，感觉自己的脸红得不得了，有烫烫的感觉。我想把眼神挪开，可就是挪不开，于是，我只能低着头。从此，英语课上我就没抬过头，就算他不穿牛仔裤，我的眼睛也还是会注意那里。我苦恼不已，认为自己很下流，品质不好。为此，我不知道偷偷地哭了多少次。后来的情况越来越糟糕，我不仅对英语老师这样，而且对同班的男同学也是这样，我恨死自己了，我不敢和任何异性说话。这个问题越来越变本加厉，后来不仅对男同学这样，对女同学也是一样了，我的眼神总是注意他们的生殖器部位和胸部。我越来越自闭，不敢和任何人交往。我不喜欢孤独，但我无法和人交往。我根本没办法学习，于是在高二下学期休学了。

原以为离开学校就好了，可是我又错了。休学后第二个月的一天晚上，我躺在床上睡觉，突然感觉到自己的呼吸不太自然，我就试着调整自己的呼吸，想做到尽量自然，但越是调整就越觉得不自然。我突然想到如果呼吸不好，那么一会我睡着了会不会憋死。这个想法一出现我顿时掉进了万丈深渊，恐惧得全身冒汗，我觉得自己真的会死。那一夜我根本没有睡着过，在恐惧中熬到了天亮。从此，呼吸问题如影随形，每天晚上我都恐惧得无法入睡。时间长了，睡不着觉的时候脑子里就乱七八糟的，不仅仅关注自己的呼吸。有一天晚上，我突然意识到自己的阴部，然后就又多了一个关注的东西，注意力固着在自己的阴部无法转移开，头脑里总是在感觉自己的阴部。那时是冬天，睡觉的时候被窝里有个热水袋，于是我就把热水袋夹在两腿中间，这样我就不会在感觉阴部了。这样我就离不开热水袋了，无论冬夏睡觉时都要夹着这个热水袋。白天也会感觉到自己的阴部，我就得找个东西夹在两腿中间，最常用的就是倒水的那种带盖子的大塑料杯。说出来这个都羞死人了，但不这样我就什么都做不了，脑子里一直在感觉阴部。

　　后来去医院看，说我是抑郁，给我开了药。吃药后，我所有的情况都有明显的缓解。后来，我又回到了学校，边吃药边上学还勉强应付得了。在一次模拟考试之前，我突然想到如果一会儿考试的时候想上厕所怎么办？越想越担心真的会这样，本来不需要去厕所，但为了保险起见我还是去了次厕所。没想到不去还好，去了就更麻烦了。去了之后回来总感觉自己好像没有尿干净，好像还有。这种感觉越来越强烈，不得以我又去了第二次厕所，到了厕所之后使了很大劲才尿出来一点点。这样，上厕所就又成了我一个新的问题，后来上课之前也会有这种感觉。所以每次课间我都必须去次厕所，不管是否真的有尿。再后来出门之前、坐车之前我都需要上厕所，有些时候甚至需要去两次或者三次。

　　后来，我勉强上了一所大专，刚开始情况还好。在一次英语听力课上，我无意中听到自己咽口水的声音，感觉这影响了自己听英语，就开始控制自己不要咽口水，但却感觉口水分泌越来越多，不咽的话嘴里都装不下了，没有办法还得咽。可能是由于攒了很多口水，这样一次性咽下去的声音就更大了，好像大口喝水一样。于是，我就攒够一大口口水，然后分几次一小口一小口地咽下去，这样声音会小些。再后来，我觉得自己咽口水的声音其他同学也能听到，这也同样影响了他们的听课，他们一定都很讨厌我。这使我更难受，口水好像比以前更多了，根本不受我控制。这样我就又开始独来独往，离群索居了。药物的作用也越来越不明显，后来我就干脆不吃了。很多时候我都想如此痛苦地活着，还不如死了算了，可我又没有死的勇气。

停药后，所有的症状又重新回来了。其实，吃药的时候这些症状也没有真正消失过，只是轻了很多。现在是声音问题、余光问题、口水问题、呼吸问题、上厕所问题、注意力固着在阴部的问题同时或者交替出现。一段时间内一两个问题占据重要位置，过段时间另外的问题又成为主导问题。或者，在这种情况下这个问题让我最痛苦，在另外的情况下别的问题又让我最痛苦。反正是没有好的时候，不是这个就是那个，或者几个一起出现。生不如死、苦恼、无助、绝望、愤怒、怨恨等情绪整天包围着我。

东老师说我下面的几个信念需要调整：

1. 我影响了别人，我应该为别人的情绪和反应负责。

　　东老师说在口水强迫和余光强迫中这种情况很常见。我们会觉得周围的人能听见我们咽口水的声音，能感觉到我们的眼神不正常，或者感觉到我们一直在用余光看他们。对于别人是否真的听到或者感觉到了，我们并不能一概而论。有些朋友是自己感觉被周围的人注意到了，事实上别人并没有注意到；有些朋友问过周围的人，别人的回答是有时候可以觉察到一点的。

别人是否能感觉到这不是关键因素，我们需要做的是不管别人是否感觉到了，我们不必去在意和自责。如果别人怕听到我们咽口水的声音，那么他们可以离我们远点，他们也可以找东西把耳朵堵上；如果这样还是不行，那么他们可以选择离开，他们可以不来上课，他们可以选择休学。这是他们的问题，不需要我们来负责。余光的问题也是一样，他们既然敢出来就不要怕被我们看。如果怕我们用余光看他们，那他们就不要出来了，就整天待在自己的房间里吧。我们又不是有意要打扰别人或者影响别人，所以根本不需要去为别人的反应负责。别人爱怎么样就怎么样，这些都是别人的问题，不是我们的问题。

很多朋友会固执地认为，虽然是他们自己的事情，但那不是由我引起的吗？如果我不是这样，那别人也不会有反应啊。这么认为好像是有道理。可以想想，如果走路的时候我们不小心撞到电线杆子上了，你是怪自己还是怪电线杆子呢？如果没有电线杆子我们就不会撞在电线杆子上了，撞到它也是由它引起的啊。但是，我们一般都不会去怪电线杆子。我们的问题也是同样道理，我们就像电线杆子一样，别人撞到我们那是别人的事情。在这个问题上，我们需要做的就是完全不必去在意和考虑别人的感受和反应。

2. 看到别人的隐私部位或者缺陷我就是不道德的。

东老师给我讲了这是我的道德感太强了。"不做亏心事，不怕鬼敲门""身子正不怕影子斜""心底无私天地宽"说的都是这个道理。其实我并没有做什么不道德的事情，仅仅是我的眼神看到这些部位而已，这并不能说明什么，也不能代表我是什么样的人。所以，根本不必因此对自己做出什么道德上的评价。试着去包容自己，接纳自己，悦纳自己，多爱自己一点。

3. 我应该可以控制我的耳朵、眼睛和感觉。

　　东老师给我讲了过度控制罪。他告诉我，很多东西不是我们自己完全可以控制的。声音频率只要是在20～20000Hz之间的都可以被我们听到，并不是我们想听到什么就听到什么，也不是我们想听不到什么就听不到什么。有时听得到有时听不到，那只是我们注意力的问题。但是，我们越想听不到，注意力就越固着于此，我们就越能听得到。所以，要放弃去控制自己耳朵的努力，要完全顺其自然。

　　余光的问题也是一样，只要是在我们视角范围内的东西都是可以被我们看到的，至于哪些东西经过眼睛和视神经传入大脑，并得到认知加工，这也是注意力的选择问题。我们越是想让自己看不到某些东西，我们的注意力越是集中于此，就越是能看到这些东西。所以，我们也要放弃对眼神的控制。

　　感觉身体某个部位的问题，我们的注意力去感觉身体的哪个部位或者是否注意到这些感觉都是不受我们的意识控制的。有的朋友感觉自己的阴部，有的感觉自己的舌头，有的感觉自己的心脏，有的感觉自己的腹部，有的感觉自己的喉咙，有的感觉自己的骨骼，等等。人能感觉到自己某个部位或者器官的存在是正常的，感觉不到了才是不正常的。之前我们感觉不到，那是因为这些感觉没有进入我们的意识，我们也从来没有去注意过。现在正是因为我们注意到了所以才成为了问题。当然，我们现在没有办法不去注意了，所以要放弃让自己不去注意不去感觉的想法，注意就注意吧，感觉到就感觉到吧，就这样吧。

4. 做任何事情都应该是完美的状态，保持注意力百分之百的集中。

东老师告诉我，做任何事情都不要刻意地去追求什么状态。关于状态是求不可得，愈求愈不可得的。我们的注意力不可能保持长时间的高度集中，它总是游走的，这是正常的。正是因为这个追求完美的要求，使我们对那些正常的、人人都可能听到的、看见的和感觉到的事情如此讨厌和不能接受。所以，要放弃这种不合理的追求，要明白顺其自然、差不多就行了的道理。

上面的四点我都明白，但情况没有明显的好转，只是自责少了些。东老师说这是因为理智和情感并不总是同步的。由于长时间的习惯和惯性，症状还会持续存在一段时间。接下来的就是需要在现实中按照正确的方向去实践和体会了，他让我按如下几点指导思想去做。

接纳

接纳也许是所有的强迫症朋友最熟悉的词了。这里需要的还是接纳，接纳症状，接纳我们焦虑情绪，接纳症状给我们带来的影响，接纳听到的声音，接纳看到的东西，接纳自己的咽口水，接纳对呼吸的关注，接纳自己对某个部位的感觉。接纳这些并不是说可以主动地去注意，而是允许它们的出现和存在，但不能陷进去。要站在一个完全客观中立的立场上来看待它们。

放弃控制和反抗

从道理上要明白这些东西都是无法控制的，反抗也是不会成功的。事实上，我们的控制和反抗恰恰是使这些问题维持和发展的重要因素。所以，要彻底地放弃一切人为的、有意识的控制和反抗。对于这些症状，我们需要的是有意识的无所作为，就是有意识的无为。这些虽然不容易做到，但需要坚持这个方向和不断地朝这个方向努力。我们的口号是："我就这样了，爱怎么样怎么样，反正我就是这样。"

在现有的状态下为所当为

坚持做我们应该做的事情很重要。为所当为不是为所欲为，为所欲为是想干什么就干什么，为所当为是做我们该做的事情。去控制或者实施强迫行为是我们想做的事情，但不是我们该做的事情。所以，为所当为就不能去做这些事情。很多朋友会在这个问题上感到困惑。因为症状对我们的影响，我们在做该做的事情时，效率、专心程度等等都会受到一定程度的影响。对于这些影响，上面提到也是需要我们去接纳的。就是说，在现有的状态下尽量去做，能做到什么程度算什么程度。不要去追求完美的状态，也不要和没有症状的时候比较，尽量去做就可以了。

他还告诉我不要急，尤其是不要急着看到效果。比如，我已经接纳3个星期了怎么还是老样子呢？有这样的想法就说明我们还没有真正的接纳。真正的接纳，为所当为，慢慢我们的状态就改变了。

借用《老子》里的一句话："孰能浊以静之徐清，孰能安以动之徐生。"简单的理解就是一杯混浊的水怎么能变得澄清呢？那就是"静之"，安静地不要去动它，让它自己静静地待在那里，这样就会慢慢地澄清。老子说的很好，是"徐清"，就是说不会立刻变得澄清，而是慢慢地澄清。对我们的症状也是一样，不是接纳了不反抗了就立刻消失，而是慢慢地好转。安静地不要去管它，就会发生变化，慢慢地就会有新的现象或者东西产生。接纳之后，我们整个的心理状态就会动起来，慢慢地发生变化。这个过程不需要我们人为地去干预。

我正按着上面的这些去做，虽然症状时好时坏，但能感觉到自己有所进步。我发现最难调整的就是心态，很难改变我对这些症状的注意。我想坚持下去应该会慢慢好起来的。

问题与讨论

成因及发展

这类朋友的症状一般都是在一定性格基础上由压力事件所引起的。在这类朋友中，追求完美、过分的控制欲望、过度的责任感和道德感的性格特征比较突出。很多人都是在中学时期开始出现症状，这主要是由学习压力、升学压力和人际压力所引起的。

这里使症状产生的关键因素是追求完美，使症状固着和维持的关键因素是过分的控制欲望和过度的责任感。要消除这些症状就需要从这几个方面入手。症状的产生和持续可以用下面的路径表示：追求完美的状态，不允许自己分神或者被其他因素打扰→听到、看到或者感觉到一些所有人都可能听到、看到和感觉到的正常事情→认为自己的状态被影响，注意力被分散→认为自己可以或者应该能够控制自己的耳朵、眼睛或者感觉→想方设法让自己听不到、看不见或者不去感觉这些东西→做不到，注意力进一步被分散→产生烦躁愤怒等负面情绪→更加努力地去控制→做不到，注意力更进一步被分散……如此陷入恶性循环。

关于诊断

这个案例出现的问题是一般心理学或者医学教科书上很少专门讨论的，就算在仅有的几本强迫症专业书籍中也几乎没有具体涉及过。不过根据CCMD-3的诊断标准来看，我个人认为这些问

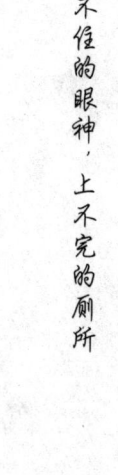

案例篇

咽不完的口水，管不住的眼神，上不完的厕所

题还是符合强迫症诊断标准的。

CCMD-3 关于强迫症的诊断标准如下：

> **症状标准**
>
> 一、符合神经症的诊断标准，并以强迫症状为主，至少有下列一项：
>
> 1. 以强迫思想为主，包括强迫观念、回忆或表象、强迫性对立观念、穷思竭虑、害怕丧失自控能力等。
> 2. 以强迫行为（动作）为主，包括反复洗涤、核对、检查或询问等。
> 3. 上述的混合形式。
>
> 二、病人称强迫症起源于自己内心，不是被别人或外界影响强加的。
>
> 三、强迫症状反复出现，病人认为没有意义，并感到不快，甚至痛苦，因此试图抵抗，但不能奏效。
>
> **严重标准**：社会功能受损。
>
> **病程标准**：符合症状标准至少已 3 个月。
>
> **排除标准**：
>
> 一、排除其他精神障碍的继发性强迫症状，如精神分裂、抑郁症或恐惧症等。
>
> 二、排除脑器质性疾病，特别是基底节病变的继发性强迫症状。

首先看排除标准，此人自知力完整，也没有妄想、幻觉、情感淡漠等精神分裂症的阳性或者阴性症状，可排除精神分裂的诊断。

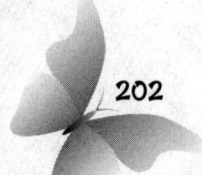

虽然有抑郁情绪，也有自杀念头，但抑郁症状的变化随着这些症状的变化而变化，这些症状好的时候抑郁情绪就明显缓解，这些症状严重的时候抑郁情绪就明显增强。在第一次关于声音的症状出现之前并没有抑郁的表现，而是当这些症状明显干扰其正常生活之后，又无力排除才出现抑郁情绪。所以，可以认为，抑郁情绪是由这些症状带来的苦恼和无法排除而引发的。

恐惧症的恐惧源一般是外在的，而强迫症的恐惧源一般是自己主观臆想的。虽然外在刺激是存在的，但其真正恐惧的内容却是主观臆想的。关于恐惧症和强迫症的鉴别诊断可参考其他专业书籍，在此不做过多讨论。

此案例做过医学检查，已排除脑器质性疾病。

严重标准和病程标准均符合。

再看症状标准：此案例以强迫思想和为主，有少量的强迫行为。如，两腿之间需要夹东西的行为。

病人知道这些感觉都是源于自己的内心，不是被别人和外界强加的。病人也知道这些都是没什么意义的，不必要的，为此非常苦恼，一直在抵抗和排除，但无力抵抗也无法排除。

这里有几点和其他心理问题比较相似。

1. 声音问题和神经衰弱

神经衰弱对声音非常敏感，但以衰弱症状为主，同时还有兴奋症状、情绪症状、紧张性疼痛症状、失眠症状等症状中的两项或以上。此案例中的朋友并没有表现出神经衰弱的典型症状，也没有其他症状。另外，神经衰弱也没有呼吸、口水、余光等症状。所以，可以排除是神经衰弱。

2. 余光问题和社交恐惧症

社交恐惧症里有不敢和对方直视（对视）的症状，但主要是担心自己的行为表现不适当而使对方对自己产生不好的印象和评价，没有无法控制的对周围物体和人的过度关注。

3. 感觉别人能听到自己咽口水的声音，别人能感觉到自己的余光并讨厌自己和妄想

　　这两种感觉和妄想有些相似，但并未达到妄想的程度，和关系妄想以及被害妄想有本质的区别。

4. 注意力固着在阴部和躯体形式障碍

　　躯体形式障碍是以持久地担心或相信各种躯体症状的优势观念为特征的神经症。此案例只是对阴部的注意力固着，阴部并没有搔痒、刺痛、烧灼、持续疼痛等感觉，也不认为自己的阴部有什么病变。躯体形式障碍没有仪式行为，虽然疑病症有反复求医检查的行为，但和强迫症的检查核对行为是不同的。此案例中双腿之间要夹个东西的行为在躯体形式障碍中是不存在的，可以认为是明显的强迫行为。

根据上面的分析，此案例可以认为是强迫症。

思想矛盾

　　所谓思想矛盾就是指理应如此和事实如此之间的矛盾。正确的思想必然与事实相一致。像本案例这样就是想按照个人的思想来安排或改变客观事实，所以才产生矛盾的。事实上，我们之前也能听到各种声音，余光也能看到其他东西，只是这些从来都未引起我们的注意而已。后来，在某些场合我们偶尔注意到了这些，产生了"真讨厌、真烦人、真缺德"等想法的话，就会越来越注意这些，并想方设法去排除。这样，就形成了精神上的固着。总想把不可能变为可能，总想自己不要再听到、不要再看到、不要再感觉到，但事实上我们就是能听到、能看到、能感觉到，这样就会痛苦不已。无休止的控制就会无休止的强迫。

事实唯真

　　事实唯真就是要我们尊重并且接受客观的事实，是什么就是什么。不管事实是否符合我们个人的需要或愿望，事实都是无法动摇和不可改变的，我们都必须尊重和接受事实。此案例中的朋友能够听到、看到、感觉到这些东西，这就是事实。这是所有人都能听到、看到、感觉到的。不要试图根据自己的主观想法来改变这些事实，就不会产生思想矛盾，也就不会成为强迫症了。对于已经在这些方面成为强迫症的朋友就是要老老实实地尊重并接受这种客观事实，放弃徒劳的主观人为抗争，思想矛盾自然会消失，强迫症也就不治而愈了。

生活篇

走出强迫症 找回美丽的日子

人人都在生活，但是只有少数人熟悉生活，只要你能抓住它，它就会饶有趣味！

——屠格涅夫

心理咨询大师罗杰斯说"治疗的本质是生活"。前面所谈的都是在对强迫症本身做工作。当然，这是必不可少的。除了我们每天要安排时间进行专门的练习之外，对生活全方位的调整也是非常重要的。

强迫症就是在正确目标的引导下踏上了错误的道路

强迫症朋友所担心的问题和正常人所担心的问题，从本质上来看是没有区别的。强迫症的核心情绪是不安、焦虑、恐惧，这些情绪是任何人都会体验到的。当我们想要达到的目标由于种种因素无法达到时，或者我们主观上无法确定能否达到时，这些情绪就会产生。比如，我们想要考上某重点大学，但自己没有把握确定能考上，焦虑就产生了。我们想要把工作做到某种程度，就会产生万一做不好的焦虑。我们想要确保一件事情万无一失，就会出现万一没做好的焦虑。我们想要健康的生活，就会产生万一生病怎么办的恐惧。这是正常的，也是必然的。森田说不安和欲望是同一事物的两个方面。有欲望就会有焦虑，欲望越强焦虑也就越强。人的欲望是为了满足人的某种需求。马斯洛的需要层次理论已经告诉我们，我们每个人都是在不断地满足自己的需要。人的需要是无法消除的，那么人的欲望也就无法消除了。也就是说，从发生的根源上来讲，焦虑也是不可消除的。这是规律，当我们想把不可能变为可能的时候，就陷入了强迫症的泥潭。

为什么说强迫症是在正确的目标引导下踏上了错误的道路呢？看看强迫症想要达到的目标，就不难发现，其实强迫症朋友的目标本身并没有错。比如，强迫清洗的朋友目标是健康，这个目标并没有错，常人也需要健康；强迫怀疑和检查的朋友担心出错带来可怕的事情，目标是安全，这也没有错，人人都不希望自己出错而造成什么后果；担心丢东西也是一样，没有人喜欢丢东西。可见强迫症的目标都是正确的。那什么地方错了呢？错在实

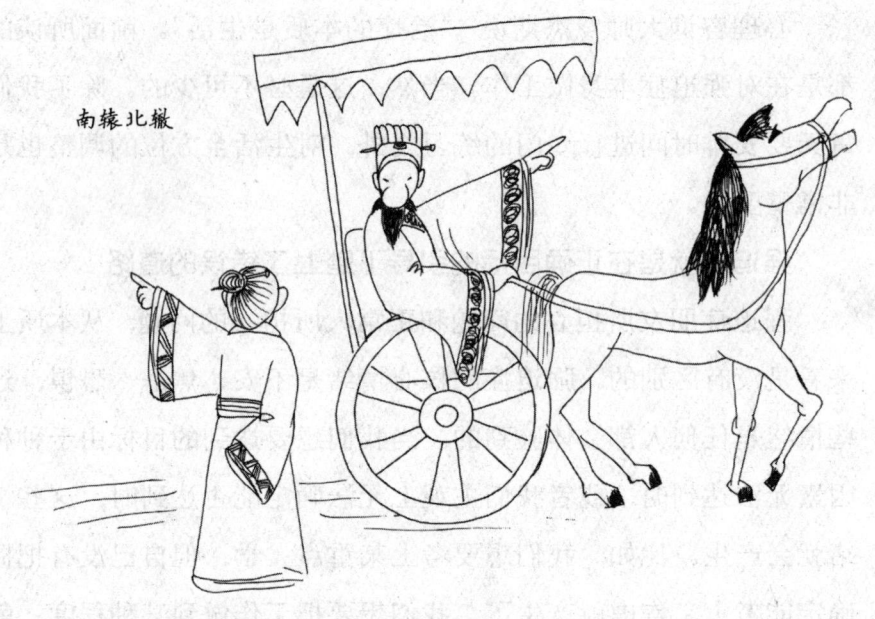

南辕北辙

现目标的方法上和对待焦虑情绪的态度上。

　　关于实现目标的方法。像正常人一样生活你就是正常人。拿洁癖举例来说，如何达到健康的目标可以从两个方面来考虑：一个方面是科学方面，科学告诉我们，饭前便后要洗手、合理的膳食、适当的运动、规律的作息、有病及时就医、伤口及时处理、流行疾病要适当的预防、需要注射的疫苗要注射等。科学并没有告诉我们，没有伤口也要处理、没有流行的疾病也要整天预防、不需要注射的疫苗也要去注射等；第二个方面是经验，经验是来源于实践的。看看我们周围的亲属和朋友，他们并没有每天洗100次手，并没有不敢碰钱，也没有不敢去公共厕所，不仍然健康地活着吗？所以，想实现健康的目的只要按上面说的去做就可以了。不需要每天洗100次手，也不需要什么都不敢碰。我们实现健康的方法已经偏离了正常的轨道。同样，其他的强迫也是在实现目标的过程中偏离了正常的轨道。要确定什么是正常的轨道，看看我们身边没有强迫的朋友就知道了。

　　关于对待焦虑的态度。焦虑不可消除，所以不必消除，带着焦虑去生活。关注健康是正常的，所以想到可能生病或者死亡就恐惧就是必然的。既然是必然的就不要想着刻意去消除它。很多时候我们说，明明知道没必要但还是去做，有一个重要因素就是要通过强迫行为来缓解焦虑。现在的方向就是不必刻意主动地去缓解焦虑，而是带着焦虑去做你该做的事情。

这里需要做到的就是两点：第一点，理智上要清楚，自己所担心的危险是存在于自己的头脑里的，不是存在于外界的真实威胁；第二点，不要试图去消除焦虑和恐惧，带着焦虑和恐惧去做我们该做的事情，这些情绪自然会慢慢淡化的。

我现在有强迫什么都做不好，等强迫好了再开始做

这几乎是所有强迫症朋友都有的一个错误观念。如果要等强迫症好了再去做，那你永远也等不到这一天。正确的方向是：现在就开始行动，现在就去做，能做多少算多少。

明白上面两点之后，现在剩下的就是实际行动了。对于强迫症来说，去正常地生活似乎是一件困难的事。只要我们坚持反复积极的行动，就会慢慢培养积极的情感，最终会养成积极的习惯。

规律的作息时间

《黄帝内经》开篇就说道："食饮有节，起居有常，恬淡虚无，精神内守。"这里的起居有常就是告诉我们要有规律的作息时间。人体的生理活动有其自身的固有规律，以适应宇宙季节的变化规律，人的生活作息也应当顺应这种节律，以保护和维持机体的生命力。如果"起居"无常就会干扰这种节律，消弱生命能力，导致生理功能紊乱，抵抗能力下降，容易生病。规律的作息时间也并非常年不变，《黄帝内经》告诉我们，应该根据四时阴阳消长的特点，按季节调整作息时间。春夏应晚睡早起，秋季应早睡早起，冬季应早睡晚起。

现代社会的生活节奏和多元的生活方式使我们很难有规律地作息。上班上学的时间也很固定，使我们很难按照季节的变化来调整作息时间。所以，我们应该根据自己的实际情况安排好作息时间，尽量做到有规律并保证充足的睡觉。

有些朋友由于强迫入睡困难，我们无法把握入睡的时间，但可以把握上床的时间。对于有睡眠障碍的朋友可以寻求相应的专业帮助。

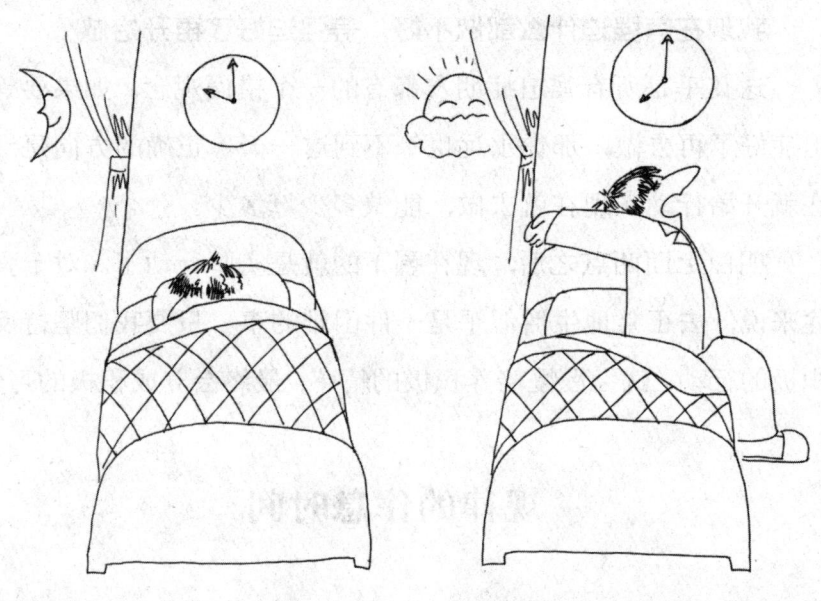

端正的仪表

整洁的外表、得体的穿着会使人觉得精神振奋、情绪饱满，不要忽视这些看似无关紧要的细节。从整理仪表开始，这对我们是一件很有意义的事情。有时间和条件的话，早上起来可以先洗个澡。这样可以尽快使血液循环加快，促进大脑细胞兴奋，增进食欲，并且清洁的感觉和浴液的芬芳本身就可以调整心情，使精神更加饱满，保证一天精神振奋。然后，穿上整洁的衣服，怀着希望和感恩的心开始一天的生活。

充实丰富的生活

每周活动计划表

凡事预则立，不预则废。充实丰富的生活不能停留在大脑里，这样我们很难做到。需要我们用笔详细地列出每周的具体活动安排。不要怕麻烦，这样我们的生活才更有条理，恢复得也更快。

		周一	周二	周三	周四	周五	周六	周日
上午	7:00							
	8:00							
	9:00							
	10:00							
	11:00							
下午	12:00							
	13:00							
	14:00							
	15:00							
	16:00							
	17:00							
晚上	18:00							
	19:00							
	20:00							
	21:00							

时间表里除了必须的工作和学习内容之外，也应该包括一些该由自己完成的家务劳动，如叠被、清扫房间、做饭、洗碗等，还应特意地安排体育锻炼时间、娱乐休息时间和参加人际交往的活动时间，并预留一部分应付临时事件的机动时间。这样的一份活动计划表才更有可操作性。

体育锻炼

体育锻炼对于改善我们的情绪有重要的作用,尤其是在心情不好时,去运动一下可以有效地宣泄负面情绪,还可以缓解压力。坚持体育锻炼也可以培养我们的意志。如果是球类等多人一起进行的运动,还可以改善我们的人际关系。所以,每周至少安排两次体育锻炼是必要的。

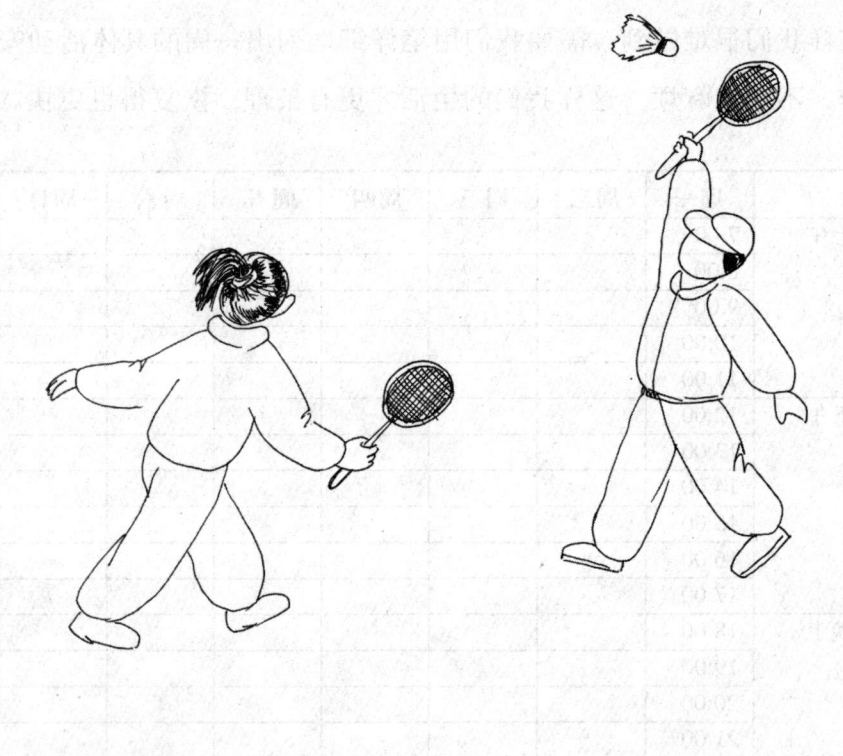

娱乐/爱好

一张一弛文武之道。记得以前看过一个笑话:人=吃饭+睡觉+工作(学生=吃饭+睡觉+学习),猪=吃饭+睡觉,所以,人=猪+工作(学生=猪+学习)。这不仅仅是一个笑话,也是对现代人生活的一种讽刺性的写照。记得我上学的时候没听说过"郁闷"这个词的,近几年这个词却成为了流行语,几乎每个人都说过。我们问对方最近怎么样时经常会听到这个回答，在要述说什么不顺的事情时基本也都以"郁闷"这个词开头。可见现代人的生活状态并不尽如人意。我们成了物质世界的奴隶，"房奴"、"月光族"这些词也应该是最近几年出现的。这样我们就忘记对自己精神生活的满足。所以，积极健康的娱乐和爱好，对我们的恢复也很重要。娱乐爱好的内容很多，像音乐、舞蹈、郊游、琴、棋、书、画、摄影、手工艺、收藏、阅读等。我们很多人的娱乐方式过于单调，也不太利于身心健康，比如常见的泡吧和上网，经常搞到后半夜。这类娱乐要有节制。尤其是上网，很多强迫症的朋友整天泡在网上，很少有其他活动，这样的生活方式是不健康的。

　　积极健康的娱乐爱好不仅可以帮助我们松弛身心，恢复疲劳，也可以陶冶我们的情操，增进身心健康，完善性格，还可以扩大

生活篇

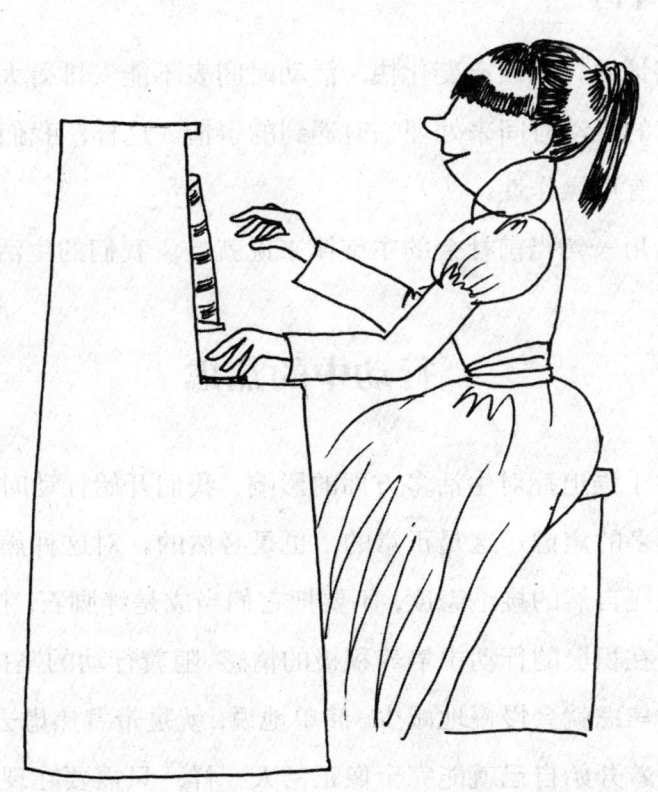

我们的人际交往范围。看看我们整天泡在论坛和QQ群里的朋友，我们的圈子都是强迫症。这对于相互理解、支持以及分享经验和心得是有好处的，但我们也应该增加和其他人交往的机会。

人际活动

我们强迫症朋友把精神能量过多地投向了自己内在的精神世界，这样我们更容易监控到自身内部的种种变化，并使注意力固着。我们需要把精神能量慢慢地引导向外部，前面提到的运动和娱乐也都有这种功能。如果体育锻炼是像跑步这类一个人的运动、娱乐也是一个人娱乐，那我们应该特意安排和别人交往的时间。如果我们现在没有朋友可以交往，那就更是问题了，首先要和老朋友恢复联系，再慢慢地认识和结交新的朋友。

机动时间

俗话说计划没有变化快，活动时间表不能安排得太死，要预留一定的机动时间来处理临时遇到的事情。这样，我们整个的计划才具有可操作性。

借用一句当前社会的主旋律来说就是：我们的生活要和谐。

行动中的焦虑

由于强迫症对生活多方面的影响，我们开始行动时肯定会伴随着很多的焦虑。这是正常的，也是必然的。对这种焦虑不安应采取顺应自然的接纳态度，不要把它们当成是绊脚石，拒绝行动。我们要在积极的行动中培养积极的情感。随着行动的坚持和继续，我们的焦虑就会慢慢地减少。简单地说，就是带着焦虑去生活。不要期待着开始自己就能完全像正常人一样，只需要在现有状态允许的情况下尽量做好。对于自助练习还没有进行到的项目可以允许适当地实施一些强迫行为。例如，对于洁癖的朋友，如果我们现在只练习到摸钱可以不洗手了，对于红色的液体还没有进行专门的练习，那么当我们正常生活遇到红色液体实在承受不了的时候，还是可以去洗洗手的，但不能因为害怕出门遇到红色的液体而避免外出。

要知道积极正向的行动可以培养积极正向的情感，错误消极的行动会培养消极的情感。比如，虽然我们害怕遇到红色的液体，但还是坚持出去做我们该做的事情了，当做完之后我们会有成就感，事实也能提供给我们这样的信息：事实上并没有我想象的那么可怕，原来我也可以做这样的事情。但如果我们因为害怕焦虑而没有去做我们该做的事情，事后我们会内疚自责、沮丧抑郁。我们会觉得自己什么都做不了，强迫永远也好不了等负面的想法。这样会使我们的信心和希望越来越小，症状也会越来越重，症状越重我们越害怕去做事，就越没有信心，从而陷入恶性循环。

所以，我们的原则是：现在就去做，带着焦虑去做。

压力的缓解

压力对我们生活的影响是多方面全方位的，强迫症的起伏和我们所面临的压力密切相关，压力过大的时候症状就会严重。在这个世界上，压力无处不在，所以，这里有必要简单提及一下压力的管理方法。

识别问题，确定压力源

当遇到问题时，不要一味地担心和焦虑，要客观冷静地分析问题，看看我们现在遇到了什么样的问题，压力源在哪里。所谓的压力源就是产生压力的根源。压力源可能是经济、可能是工作量、可能是工作时间、可能是晋升问题、可能是任务过重、可能是夫妻矛盾、可能是升学问题、可能是我们自己太追求完美、可能是自己把问题看得太重、可能是自己的要求太苛刻、可能是自己的能力和经验不够，等等。很多时候并不是一种因素而是多种因素在同时起作用。

有什么解决方法

压力源大体可分为两类：一类是我们可以改变的；一类是我们无法改变的。比如，太追求完美、要求苛刻、能力和经验不够等，是我们自己可以通过调整和努力来控制和解决的，而考上什么样的大学、找到什么样的工作、是否增加工资等，并不是我们单方面能控制的，还受到竞争因素、环境因素、经济环境等诸多外界因素所影响。

有句话说得好，"去改变我们有能力改变的，去接受我们无法改变的，有智慧分辨这两者。"我们需要先区分哪些是我们能改变的，哪些是我们无法改变的，然后采取不同的解决方法。

1. 对于自己可以改变的，要列出所有的可能解决的办法，就是常说的"头脑风暴"。我们先不必进行取舍，把所有的解决办法都列出来之后，再逐一分析，把那些不可操作的、不可执行的删去。在可操作的方法里面，选择最简单易行、最能达到效果、省时省力、投入产出比高的，然后按照这个方法制定切实可行的计划和步骤，立即付诸实施，坚持行动。

2. 对于自己无法改变的要改变态度和看问题的角度来接受。我们的人生其实就取决于我们如何提出问题，我们提出什么样的问题大脑就会有什么样的回答。我们提出什么问题以及对这些问题如何回答将决定我们会承受正面的压力、负面的压力、还是根本不会有压力。在面对无法解决的压力源时，我们可以改变态度和看问题的角度。很多问题之所以成为问题，正是因为我们把它当成了问题。比如，我也长得难看，你也长得难看，难看对我来说可能不是任何问题，但对你来说可能困扰就大了。其他问题也是一样，相同的问题对有些人来说可能不会感到压力，而对有些人来说可能左思右想彻夜难眠。所以，保持良好的心态和乐观的人生态度至关重要。

善于利用社会支持系统

遇到什么事情，不要总是一个人闷头苦想，要善于利用我们周围的支持系统，多和家人、朋友交流。俗话说，三个臭皮匠顶个诸葛亮。和他们商量商量，看是否有好的建议或者解决办法。就算商量不出解决办法，也是一种宣泄的好渠道。另外，也可以向有经验的长者或者专业人士请教和学习。不要碍于面子而不敢把问题说出来，或者不敢向别人请教。

前面提到的体验锻炼和娱乐爱好也是很好的缓解压力的办法，可以在论坛或者博客里写写日志，抒发一下自己的内心感受，这也是一种不错的宣泄途径。压力缓解并非本书的目的所在，这里就不做过多论述了。想了解更多缓解压力的办法，可以参看压力管理方面的专业书籍。

家屬篇

家是世界上唯一隐藏人类缺点与失败的地方。它同时蕴藏着甜蜜的爱。

——萧伯纳

家 有 强 迫

　　五年之前有一次我和老公由于某些事情需要离开家一周的时间，这样就只能把读高一的儿子一个人留在家里。我们认为男孩子而且已经这么大了，一个人在家一周应该没有什么问题。临行之前，我对儿子进行了详细的安全教育，反复嘱咐他在晚上睡觉前一定要关好门窗和煤气，早上上学时要检查家里的电源都关好了没有。为了引起儿子的足够重视防止万一，还举了几个因为没有关好煤气而中毒的例子和因为电源没有关好而引起火灾的例子。

　　一周很快过去了，回来时儿子安好，家里的一切都正常。两个月后，我渐渐地发现儿子在每晚睡觉前都需要花很长时间检查煤气是否关好，有时要在厨房待上半个小时的时间。我觉得情况有些不对劲了，就告诉他不用这么认真地检查，看一遍关好了就行了。可他仍然每天要花很长的时间在检查煤气上。我发现这样给他讲道理并没有用。后来，在他检查的时候，我就进去把他拉出来，让他抓紧时间睡觉。儿子和我说，他被拉出来心里就很焦虑，躺在床上根本无法入睡，老是担心煤气没有关好。我怕这样影响他的学习，就告诉他以后晚上你不用检查了，妈妈来替你认真检查，保证煤气关好。这样，每天晚上我都要告诉他煤气关好了，安心睡觉吧。

　　又过了几个月，我发现儿子换衣服的频率越来越高，而且洗手的次数和时间都比以前多了。我问他怎么突然开始这么讲究个人卫生了？他说总觉得外面很脏，所以频繁地换衣服，总感觉手洗不干净要反复地洗。我告诉他没必要这样，不用这样反复洗手和频繁换衣服。说这些对他并没有什么帮助，而且越来越严重。我开始强行控制他，不给他洗衣服让他一套衣服多穿几天。他洗手的时候我去把水龙头关掉，并且开始责骂他。这样，儿子的脾气变得越来越大，逆反情况越来越明显。如果因为我没有给他洗衣服使得他没有"干净"的衣服可以换的话，他就不去上学，一天待在家里面；洗手的时候，如果我关掉水龙头，他就会对我大喊大叫，然后打开水龙头继续洗，而且洗的时间更长。实在是没有办法，除了顺从他，我做什么都是没有用的。

两年之后，他不仅自己要洗，而且开始要求我和他爸爸也要洗。每次回家，我们要做的第一件事情就是换衣服和洗澡。如果不按他的要求这么做，他就发脾气，不吃饭，甚至有时会摔东西。无奈，担心影响他的高考，我们也只能按他的要求去做。我们不明白儿子怎么会变成这样，更不知道该如何改变这种情况。

和强迫症一起生活是一种痛苦的煎熬。我们往往会经历不理解、责备、愤怒、迷惑、无奈、沮丧、绝望、放弃这些不同的情绪。尤其是洁癖的家属，由于行动受到很大的限制，往往都快成为第二个洁癖了。有反复询问的强迫症家属往往也被问得不耐烦了。我们开始并不知道什么是强迫症，对家人表现出的强迫症状无法理解，认为他们是在钻牛角尖，是根本不必要那么想或者那么做的。于是告诉他们不必这样，该干什么就干什么好了。后来，我们发现他们依然如故根本不听我们的劝诫。这样，我们就变得愤怒，开始责备他们。即使是这样，他们仍然还是"我行我素"，根本没有停下来的迹象。我们就变得迷惑不解，想他们怎么就停不下来呢？怎么就这样呢？慢慢地，我们意识到自己根本无法改变他们，我们开始感到无奈、沮丧和绝望。当意识到自己无能为力的时候，我们就开始放弃了改变他们的努力，而变得放纵他们的行为或者代替他们做很多事情。家属从开始的不理解到愤怒责备，再到最后的放纵和代劳，这些对强迫症来说都是有害无益的。

作为强迫症的家属，我们需要去了解什么是强迫症以及如何帮助有强迫症的家人。当然，我们不需要使自己成为专业的心理医生，但我们至少需要了解什么样的行为对强迫症是有帮助的，什么样的行为是没有帮助甚至会使强迫症变得严重的。现在的资讯很发达，网上可以找到很多强迫症方面的专业信息，也可以买几本强迫症方面的专业书籍来看看。

下面列举了几点强迫症家属通常出现的问题：

认为不是病

一般非专业人士并不了解强迫症。如果家人的强迫症是逐渐起病的，那我们就更不容易及时发现。当慢慢发现家人有过度的思虑和行为之后，我们一般都会认为他是在钻牛角尖，是过度担心了。我们觉得他本人是应该也能够完全控制的。但强迫症是一种起因复杂、有着一定生理基础的疾病。之所以叫强迫症，就是说这种病带有强迫性质，病人本身无力控制和无法排除。当发现家人出现本书前面提到的几大类问题时，需要引起足够的重视，应尽快带他们到专业的机构求助。

责备

在不了解强迫症的时候，我们往往会责备有强迫的家人。现在知道了强迫症是一种病，就应该明白这不是他本人的错，他自己也不想这样的，他比我们其他任何人都更痛苦，所以我们应该给予更多的理解、支持和鼓励。家人的支持对强迫症来说影响是很大的。我们要尽量让他们感觉到温暖。强迫症的波动和心情有非常密切的关系，心情好的时候症状表现就轻些，控制起来也容易些；心情不好的时候症状就严重些，控制起来也就更难。我们的责备无疑会使病人的心情更差，这样症状就会更加严重。

当我们了解了强迫症,甚至是在病人已经接受治疗的情况下,责备仍然还是家属经常出现的问题。因为我们觉得既然已经在治疗了,那么就应该听咨询师的话,严格按照咨询师的要求逐渐停止强迫行为。这样,当我们发现他们并没有完全按咨询师的要求去做,仍然继续某些强迫行为的时候,我们就会很生气,认为他们自己不努力,对自己不负责任,这时就可能责备他们。但我们要知道,强迫症的好转绝非易事,控制不住并不完全是因为他们本身不努力。要牢记:"他们一直都在努力。"他们本人比我们任何人都痛苦,都更希望早日摆脱强迫的纠缠。所以,这时我们不要去责备,而是要试着理解他们。理解并不等于纵容。我们的理解会让病人感到温暖,在此基础上,我们应该鼓励病人按照和咨询师的约定去做,要不断地给他们信心和勇气。

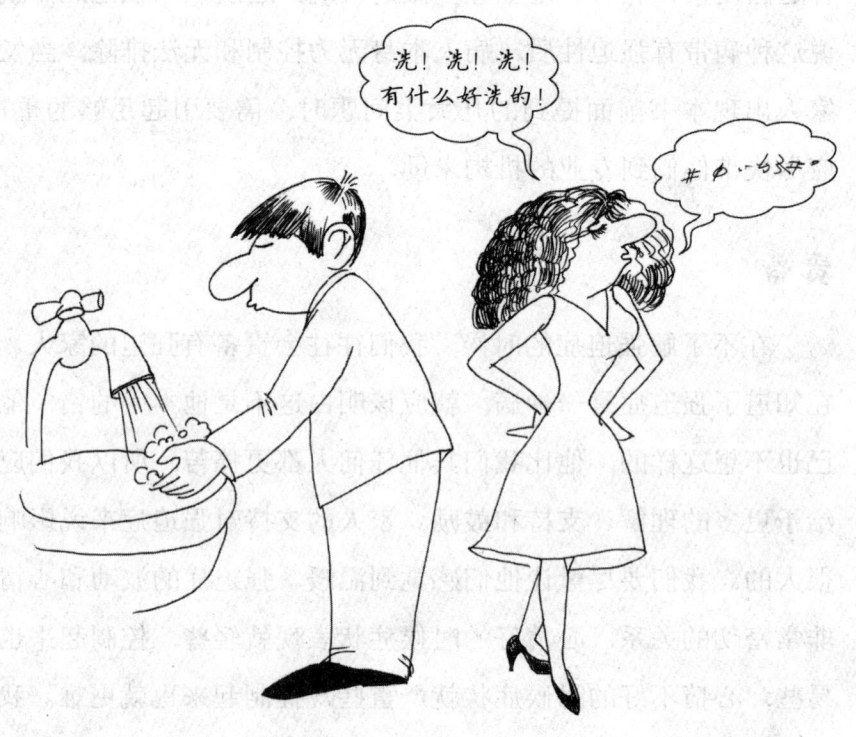

放纵和屈服

当我们尝试了很多方法都无法使他们停下来的时候，我们就会慢慢地放弃努力，对他们的行为就会置之不理，放任自流。这是从一个极端跳到了另一个极端，是不可取的。我们需要对强迫症的治疗有一定的了解，这样能更好地帮助他们。如果已经在接受治疗，那么我们可多和心理咨询师沟通，按心理咨询师的意见在家帮助他们。如果没有接受正规的治疗，那么我们可以看一些专业的书籍，然后和他们协商自助方案，列出具体日程安排，共同努力克服强迫，只要能把他们本身的积极性调动起来也可以见到一定的效果。

屈服是指我们会按照强迫症的要求去做某些事情。比如，有洁癖的朋友会要求我们不能接触某些东西，或者要求我们在接触之后也要进行洗涤，为了不引起矛盾，我们就会按照他们的要求去做。再比如，对数字或者某些词语敏感的强迫症朋友会要求我们说话时不准提到相关的字眼，我们就会尽量小心不提这样的字眼。这些都是屈服的行为，和放纵在性质上差不多。我们也应该在和他们沟通并达成共识之后，慢慢放弃这些行为，并鼓励他们尽量去完成本该自己做的事情，尽量去面对自己该面对的情境。

代劳

这是很多强迫症家属在长期面对被强迫症亲人折磨后无奈的选择，就是替他们做很多他们因为逃避而不敢做的事情。比如，检查的朋友感觉晚上反复检查门窗和煤气很浪费时间也很痛苦，就让家人代为检查一遍。有些朋友由于害怕污染很多东西不敢接触，就让家人去做，或者不敢去银行办理汇款、取款等相关业务，就让家人去代办，等等。因为强迫症朋友回避的情境很多，不同的强迫症状回避的情境也不同，所以我们需要能够鉴别出哪些行为是他们因为焦虑恐惧而回避不敢做的。对于这样的行为我们在和本人沟通达成共识后，鼓励他们自己去做。

急躁

病程长、迁延泛化是强迫症的特点。作为家属，我们需要足够的耐心，不能急于求成。要允许他们的症状出现反复，甚至是某些时候出现暂时的倒退。要知道经济压力、学业压力、家庭矛盾、人际关系紧张、身体疲劳、突发事件等都会对强迫症产生直接的影响。任何人的生活都不可能一帆风顺，心情也不可能一直都是开心愉快的，强迫症者也是如此。所以，当他们的症状因为遇到什么现实的问题而出现反复或退步时，我们不要按原来的标准来要求他们。要表示充分的理解和支持，允许这些情况的出现，并试着和他们一起来面对和解决现实中遇到的问题。

作为强迫症的家属，在和强迫症共同生活的过程中要注意做到以下几点：

理解、安慰、支持、鼓励

要理解强迫症是一种病，理解强迫症本人的痛苦和无奈。要知道强迫症本人的强迫和反强迫症的冲突是非常激烈的，那种欲罢不能的痛苦是常人无法理解的，所以要适时适当地给予理解和安慰。从事客服工作的人都熟悉一句话：先处理心情再处理事情。我们对待强迫症也是一样，要先从情绪上给予抚慰，让其感觉到温暖。支持并不是支持他们去实施强迫行为，而是从心理上给予克服强迫症的支持。让他们感觉到有人可以和他们一起面对和共同作战。因为很多强迫症朋友都会觉得孤独，会有孤军奋战的感觉,有时内心会因为不被理解而感到凄凉,所以家人的理解和支持尤为重要。要鼓励病人积极主动地在正确的方向上逐步克服症状。

分离而不是纠缠

在给强迫症朋友做解释或者回答的时候,我们永远要记住方向是分离而不是纠缠。分离是指我们的方向是让病人认识到这所有的担心怀疑和焦虑恐惧的情绪都是强迫症在作怪,强迫症是一种病,所有的这些都是由于这种病使大脑发出的错误信号。不必把这些当真,要学会区分想法和事实,要明白危险存在于我们的大脑里而不是存在于现实的生活中。对强迫症朋友的某些担心,我们可以给予保证,但最多不要超过两次,也不必做过多的专业上的解释。比如,病人怕使用了公共厕所而感染艾滋病,我们可以向病人保证这是不可能的。再如,病人担心看到4这个数字今天就不能做重要的事情了,我们可以向病人保证这之间是没有任何联系的。

要记住的是:不要和病人纠缠于症状本身。由于强迫症所担心的很多问题具有一定的合理性和可能性,任何人都无法消除这种合理性和可能性,对于这样的问题我们是无法解释清楚的。所以,我们能做的就是帮助病人认识到他们的担心是过度的,别人没有这样担心和谨慎,生活也很好。让他们知道之所以如此过度担心是强迫症在捣乱。比如,他们担心钱是不干净的,上面有很多细菌,如果摸了钱而不洗手,那么就会把细菌传播到其他各个地方。对于这个问题,我们无法证明钱是干净的,因为钱上确实有细菌;我们无法证明他的手不会粘到这些细菌,也无法证明他们不会把这些细菌传播到他摸的其他东西上。这时,我们需要解释的就是,大家都是这样生活的也没怎么样,并不是我们的推理错误，而是我们出现这样的推理本身就是过度的，正是因为有强迫症我们才会这么去联系的。鼓励他们不要被强迫症牵着鼻子走。还有一些强迫症朋友思考的问题是无法回答的，比如一加一等于二的问题、人为什么活着的问题等，我们不能和他们一起去分析这些问题，因为很多问题是无解的，所以不能纠缠于问题的本身，而是要病人意识到这些都是强迫症的症状。

奖励

我们要留意和发现他们的点滴进步，并及时给予反馈和鼓励。他们很多时候被强迫症困扰着只能看到自己的症状和痛苦，很少注意自己的进步，这时需要我们家人及时指出他们的些许进步，这样可以让他们更有信心。我们也需要经常给予他们奖励，具体是什么奖励要根据具体的情况而定，一个原则就是：给予的奖励应该是最能满足他们的需要的。可以是一件衣服，可以是一顿晚餐，可以是一句表扬和赞美，可以是一个拥抱，可以是一场电影，也可以是一次旅游。总之，根据我们对他们的了解针对性地给予奖励。同时，奖励的具体内容要有变化，不能每次奖励都是一顿丰盛的晚餐，如果每次都奖励相同的东西，就不会起到很好的效果。另外，奖励要灵活，并不是每次都给予奖励，有时奖励，有时不奖励，这样能保持新鲜感。到底什么时候奖励什么时候不奖励可以根据情况而定，尽量满足的原则是能让他们感到意外和惊喜。

灵活

强迫症朋友有时陷在一种情绪里思维方向就会变得单一和狭窄，自己很难换一个方向看问题，但我们家人需要根据情况灵活处理。要记住那个有名的"半杯水"的例子，我们不能永远只看到积极的一面，总是说有半杯水，有时我们也需要看到另外一面，就是还有半杯是空的。比如，有些朋友在进行了一段时间的治疗或自助之后觉得没有多大的改观，信心开始下降，甚至打算放弃努力，情绪悲观沮丧。这时，我们就应该看到那有水的一半，要帮助他们看到已经取得的进步，让其意识到自己的努力并没有白费，还是有效果的，并鼓励他们继续努力。相反，如果有些朋友通过治疗或自助已经取得了一定效果，自己也感觉到了，但由于继续好转需要花费很多时间，付出很多努力，还要承受一定的焦虑，可能会产生惰性，认为这样已经比以前好多了，也没什么太大的影响了，就这样也行了。这样就会保留大量的残余症状，以后机缘成熟的话又可能复发。这时，家人应该看到的是那一半空杯子，要让其认识到其实还有很多问题是需要解决的，不能有小富即安的心态，要继续努力，不要放纵自己。

当他们抑郁自责的时候，我们需要让他学着对自己好一点，多爱自己一点。当他们满足于小的成绩而不思进取时，我们需要让他学会对自己恨一点。总之，我们要根据他们当时的情况、当时的心态和情绪灵活地给予帮助。

培养兴趣，丰富生活

强迫症朋友由于长期的痛苦和挣扎，生活往往变得十分单调和枯燥，除了必要的不得不做的事情，他们很少做其他的事情。这就需要我们家人帮助他们培养一些兴趣爱好。如果在没有强迫症之前他们有一些兴趣爱好的话，家人可以带着他们慢慢地恢复对这些事情的爱好。如果之前也没有什么爱好，家人也可以根据当地的情况培养一些简单可行的兴趣。比如，羽毛球、乒乓球、跑步之类的；也可以是每天晚饭后散步；或者听听音乐；学学书法、画画之类的。同时，也要鼓励或带着他们尽量外出，多和别人打交道，多和社会接触。比如，参加朋友聚会、一起去吃饭、去唱卡拉OK、踢足球、打篮球等。当然，对于有些强迫症朋友来说，外出会遇到很多自己所恐惧的情境所以就尽量避免外出了。这时，需要家人根据他们的进步情况以及当时的状态来灵活地处理，不要过于勉强。总之，要想办法让他们的生活尽量充实，尽量丰富。这样有助于把他们的精神能量从对内部精神世界的关注慢慢引向对外部现实世界的关注。

答疑篇

良好的方法能使我们更好地发挥天赋的才能，而拙劣的方法则可能妨碍才能的发挥。

——贝尔纳

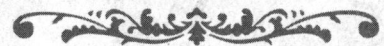

强迫症常见问题解答

问：得了强迫症要和家人说吗？

答：得了强迫症可以在适当的机会和家人说明，因为家人的理解和支持对于我们的情绪会有很大的帮助，对于那些治疗上需要家人资助的就更需要说明了。当然，很多家人是不能理解我们的症状的，认为我们是在钻牛角尖，是在胡思乱想，告诉我们不要想就可以了，往往并不认为这是一种病，这会给我们带来很大的压力。这时，可以在网上下载一些关于强迫症的资料给他们看，必要时也可以请心理咨询师和家人沟通说明情况。

问：强迫症会不会自己痊愈？一定要接受治疗吗？

答：根据国际上的文献报道，强迫症自动缓解或痊愈的可能性比较小。11%～14%的病人会有完全缓解的间歇期，24%～33%的病人病情波动起伏，54%～61%的病人症状逐渐发展严重。所以，早发现早治疗是对自己及家人负责任的明智选择。

问：强迫症不治疗会不会越来越严重？

答：一般来说，强迫症刚开始发病时都比较轻，自己和家人也都不知道这是一种心理疾病。随着时间的推移，强迫症的症状一般会不断地迁延泛化，当压力大的时候就会更加严重。有些在中学时代发病的朋友，会在中考或高考前症状更加严重，到了大一大二症状会轻些，但到了面临就业压力或到了工作岗位上就又会严重。所以，强迫症还是应该早发现早治疗，这样预后比较好。

问：强迫症严重了会怎么样呢？

答：强迫症发展到一定程度会严重地影响我们的社会功能。据世界卫生组织的调查，强迫症是第十大影响人类社会功能的疾病。我们会花费大量的时间在强迫症上，这样就大大地降低我们工作、学习、办事的效率。用在强迫上的时间会增多，回避行为也会不断增多，最终连正常的工作都不能坚持了，就连上街购物都成为不可能的事情了。导致无法执行原有的角色功能，甚至连基本的吃穿住行都不能顺利完成，也可能引发严重的焦虑和抑郁状态。

问：强迫症是选择药物治疗好还是心理治疗好呢？

答：传统上认为，严重的强迫症应该首先药物治疗，最好是药物治疗和心理治疗相结合。但也有相关研究发现，专业的心理治疗从效果上来讲要优于药物治疗，而且心理治疗的复发率远远低于药物治疗。研究发现，大约只有60%的病人服用选择性5-羟色胺再摄取抑制剂有反应，但是平均看来，所取得的治疗效果最多达到中等水平。而且，强迫症状的改善需要药物维持。在一个严格控制的双盲研究中，停止药物氯丙咪嗪几周后，90%的病人复发。

由此看来，对于强迫症朋友来说，心理治疗是必不可少的。心理治疗是否能达到很好的效果和心理咨询师的专业水平、治疗经验以及责任心态度等诸多因素有关，更和我们自己的动机、愿望、决心和勇气有关。所以，不能认为只要接受心理治疗就一定能达到什么样的效果。另外，对于现在认为对强迫症疗效较好的几种心理疗法（森田疗法、EX/RP疗法、认知疗法）也不能保证对所有的强迫症朋友都能达到非常好的疗效。

问：哪种心理疗法对于强迫症的疗效比较好？

答：传统上认为对强迫症有效的厌恶疗法（比如橡皮筋疗法、口含黄连素疗法、当头棒喝疗法等），现在看来对强迫症的疗效都不怎么理想，也不是治疗强迫症首选的疗法。根据我的经验来看，对于单纯的强迫观念而言，森田疗法和认知疗法的效果最为理想；对于强迫行为而言，EX/RP疗法和认知疗法的效果最为理想；精神分析疗法对于某些有特殊病因的强迫症而言有效，但对于大多数强迫症而言效果并不理想。

问：催眠疗法对强迫症有效吗？

答：催眠疗法作为一种心理疗法有其独特的功效。但对于强迫症来说，其效果是甚微的，催眠疗法只对极少数的个别病例有效，对大多数病例来说是没有明显效果的。

问：信仰宗教是否可以治愈强迫症？

答：国外的一项研究显示，87名强迫症患者中，30.1%是天主教徒，24.1%是基督徒，18.1%是犹太教徒，3.6%是伊斯兰教徒，1.2%是佛教徒，1.2%是印度教徒，还有21.7%的人信仰其他宗教。可见宗教信仰并不能治疗强迫症。不过确实有强迫症朋友反映，通过阅读《金刚经》、《六祖坛经》等经典，使自己的症状得到了明显的缓解。但是，这并不能推广到所有的强迫症朋友。在不具备一定的基础以及缺乏正确指导的情况下，阅读这些经典也许会使我们更加混乱。所以，强迫症朋友还是要选择正规的治疗。

问：就强迫症而言，何谓痊愈？

答：强迫症的痊愈并不是指所有症状的完全消失，可能还会残留一部分症状，但这些残留的症状不会再影响我们的生活，也不会再使我们这么痛苦了。如果你一定要追求所有症状的彻底消失，那可能会大失所望的。这可能还是你性格中追求完美的成分在作怪，而且要知道90%的正常人也偶尔会有强迫症状的。

问：有没有必要不断地去寻找自己得病的原因？

答：很多朋友问我：我为什么会得这个病呢？事实上，强迫症的病因到现在仍然不是十分清楚，所以去分析强迫症的成因对我们并没有什么帮助。就像我们走路的时候突然被一块巨石挡住了去路，这时去分析这块石头是从哪里来的、谁弄来的，怎么弄来的，都是没有用的。唯一需要做的就是想办法把石头移走，然后继续前进。

问：患了强迫症是否需要休学或者辞职在家修养？

答：如果症状并没有严重到完全无法执行原来的角色功能，我建议继续上学或者工作，这样可使很多相关的治疗更容易实施。而且，如果长期在家修养会使我们有过多的精神能量无处投注，这样会使我们更多地关注自己的症状和状态，使强迫更加严重。当然，适当地改变一下环境，缓解一些压力是可以的。

问：强迫症是否需要住院治疗？

答：一般而言，强迫症是不需要住院治疗的。对于那些非常严重的强迫症朋友，还有强迫引发了严重的抑郁有自杀倾向的朋友，可以选择住院治疗。

问：治疗强迫症的过程中，经常想要放弃，怎么办呢？

答：的确，大部分强迫症朋友在接受治疗时都有想放弃的念头，尤其是当几次治疗无效或者是当病情有所反复，或者当治疗进入瓶颈阶段时，最容易想放弃了。其实，这些都是治疗过程中经常会发生的事情，如果我们选择的心理咨询师正确的话，这个时候应该坚持下去，而不是放弃。由于行为疗法当中的暴露和行为阻止会使病人暂时处在高焦虑状态，很多朋友会有畏难情绪，从而放弃了治疗。要知道，忍受暂时的痛苦是为了带来长久的解放！

问：强迫症会不会发展成为精神病？

答：很多神经症朋友害怕自己的情况如果进一步恶化就会成为精神分裂症（疯掉或精神病），从专业的角度来看，这是不可能的。有些精神分裂症患者以强迫症状为前驱症状，即在典型的精神分裂症状出现之前，先出现强迫症状，但这并不能认为后出现的精神分裂症状是由强迫症发展来的。当然，也有少数病例是强迫症和精神分裂症同时存在，这时应做两个诊断。

问：强迫症是否有遗传因素？患有强迫症是否可以生小孩？

答：已有资料表明，强迫症确实有遗传倾向，但遗传只是易患性而已，并不是说父母有强迫症所生的子女就一定也有强迫症。强迫症的成因是复杂的。所以，有强迫症的朋友不必对这个问题过于担心，小孩是完全可以生的。

问：关于药物治疗的不良反应。[1]

答：如果是接受药物治疗的话，服用抗强迫症药物不会成瘾，不良反应也不是在每一个人身上都会发生。即使说明书上写的不良反应可能发生，但医生会考虑到的，按医嘱服用一般不会有太大影响的。当出现不良反应时，可以及时地和医生沟通，医生会采取适当的措施来应对的。另外，也要知道良药苦口利于病的道理。

问：抗强迫症药物是否会导致怀孕畸形或影响哺乳？[2]

答：一般来说，抗强迫症的药物导致婴儿畸形的几率不高，不过还是要与主治医师探讨怀孕期间的用药原则。如果是丈夫服药，则不必担心胎儿会受药物的影响。

问：关于手术治疗。[3]

答：神经外科手术治疗是最后一种选择。包括双侧扣带回切除术，边缘白质切除术、内囊前肢切除术及尾状下束切除术。可能有一定疗效。但患者一般不宜先去看神经外科医师，除非他已经尝试了至少三种SSRI充分剂量的治疗而无改善时，其中之一包括氯丙咪嗪、试用了抗精神病药及氯硝西泮作为辅助药物治疗，或试用了一种单胺氧化酶抑制剂（MAOIs）。患者应经过心理治疗师足够疗程的行为治疗，最好是在患者接受最佳药物治疗期间。如果确实要做手术，必须经过三位精神科主任医师会诊后方可考虑。

---

[1] 摘自《名医会诊：强迫症》，李广智主编，上海文化出版社，2008年8月，第一版。
[2] 摘自《西西弗斯也疯狂——强迫症的认识与治疗》，汤华盛、黄政昌合著，四川大学出版社，2006
[3] 摘自《名医会诊：强迫症》，李广智主编，上海文化出版社，2008年8月，第一版。

后　　记

　　造成强迫症的因素非常复杂。除了自身的因素之外，社会环境的因素也起着至关重要的作用。比如：独生子女问题、单亲家庭问题、教育升学问题、求职就业问题、留守儿童的生活教育问题等，都存在着有待完善的地方和不可避免的矛盾冲突；经济的市场化和全球化使我们失去了职业的稳定性和安全感；竞争的激烈化使我们承受着越来越大的压力；住进了现代化的单元式公寓，邻居的距离近了人际关系却更加疏远了；网络的普及为生活带来方便的同时，也使人产生了依赖和空虚感；文化和价值取向的多元化，使我们享有更多自由的同时，却增加了鉴别、判断和取舍的难度。这些都可能和强迫症之间存在着直接或间接的关系。

　　以上提到的和没提到的诸多问题，本书都没有探讨，也非我的能力所及，有待于同行和相关领域的专业人员给予更多的关注和研究。

参考书目

1. Ross G. Menzies and Padmal de Silva . Obsessive-Compulsive Disorder Theroy Resarch and Treatment. John Wiley &Sons,Ltd.2003
2. Jonathan S.Abramowitz and Arthur C.Houts , Concepts and Controversise in Obsessive-Compulsive Disorder , Springer Science+Business Media,Inc
3. 森田正马.神经质的实质与治疗.藏修智译.北京：人民卫生出版社.2002.
4. 森田正马.神经衰弱和强迫症观念的根治法.藏修智译.北京：人民卫生出版社.1996.
5. 高良武久.森田疗法实践：顺应自然的人生学.康成俊，商斌译.北京：人民卫生出版社.1989.
6. 长谷川洋三.行动转变性格：森田式精神健康法.李治中译.北京：人民卫生出版社.2002.
7. 施旺红.战胜自己：顺其自然的森田疗法.西安：第四军医大学出版社.2004.
8. 克莱尔·威克斯.精神焦虑症的自救：演讲访谈卷.王鹏，王玉英译.乌鲁木齐：新疆青少年出版社.2006.
9. 克莱尔·威克斯.精神焦虑症的自救：病理分析卷.王鹏，王玉英译.乌鲁木齐：新疆青少年出版社.2006.
10. 张亚林.神经症：理论与实践.北京：人民卫生出版社.2000.
11. 王晓慧.神经症：家庭护理与康复系列.石家庄：河北科学技术出版社.2005.
12. 傅安球.实用心理异常诊断矫治手册.上海：上海教育出版社.2005.

13. Jeffrey M.Schwartz, Beverly Beyette. 脑锁：如何摆脱强迫症. 谢际春，茗茗译. 北京：中国轻工业出版社.2008.

14. 鲁龙光. 心理疏导疗法. 北京：人民卫生出版社.2006.

15. 伊萨克·马克斯. 战胜恐惧.张红译.北京:中央编译出版社.2004.

16. 崔玉华. 强迫障碍. 北京：北京大学医学出版社.2008.

17. 李广智.名医会诊强迫症.上海：上海文化出版社.2008.

18. 汤华盛，黄政昌. 西西弗斯也疯狂：强迫症的认识与治疗.成都：四川大学出版社.2006.

19. David H. Barlow. 心理障碍临床手册（第三版）.刘兴华等译. 北京：中国轻工业出版社.2004.

20. Robert L .Leahy. 认知治疗技术：从业者指南.张黎黎等译.北京：中国轻工业出版社.2005.

21. 约翰·麦克里奥德. 心理咨询导论（第三版）.潘洁译. 上海：上海社会科学院出版社.2006.

22. 谢华. 黄帝内经（白话精译）. 北京：中医古籍出版社.2006.

23. 史蒂芬·威廉姆斯，莱斯利·库伯. 管理VS职场压力.爱丁文化译. 北京：中华工商联合出版社.2004.

24. Albert J.Bernstein PH.D. 情绪管理.范蕾译. 北京：中国水利水电出版社.2005.

25. 孟昭兰.情绪心理学. 北京：北京大学出版社.2005.

26. 刘洋. 职场压力管理. 北京：中国经济出版社.2006.

来自热心读者的书评

1. 很实用的一本书。 从日常小事说起，很容易让人接受。基本做到了深入浅出；而且从中找回了自信，已有一定的好转。强烈推荐那些还在为"强迫症"而烦恼的病友们购买。

—— by bjxuzh

2. 我感觉非常需要这本书。 我看到了走出强迫症的希望。很多人都有强迫症，作为自己、家属怎么处理这些问题，尤其是从心理上接受，理解、善待和帮助这些"很好"的人，走出阴霾，拥抱美好的生活和灿烂的阳光，从这本书里都能找到答案。

—— by 匿名网友

3. 对强迫症绝对有根治作用！ 我刚看到47页就明白了许多道理。认识到我以前的思维错误，比如对同事的敌意，对社会上其他人的敌意，这些导致了错误的行为。

—— by 汪洋里的一条小船

4. 帮人代买的书，有此疾病的人评价非常高。 她说这本书上所描述的状态正是她的状态，又能给出解决方案，非常非常高兴。而且读了此书后按照它上面的方法去做，认为状态有好转。

—— by 匿名网友

5. 很有参考价值，是一本挺好的书。 该书用通俗易懂的语言介绍了治疗强迫症的方法，包括森田疗法，暴露疗法和行为阻止疗法。尤其值得一提的是，该书中所举的强迫症患者的例子，很细致入微，很深刻地描述了强迫症的症状。

—— by bookd

万千心理 心理咨询与治疗书目

书号	书名	著、译者	定价(元)
强迫症专题			
1613	走出强迫症 II——正念体悟疗法自助手册	李远 孙芳 洪佳／著 东振明 刘莉莉／审校	58.00
2658	脑锁（修订版）——如何摆脱强迫症	J. M. Schwartz等／著 茗茗／译	58.00
0058	强迫症的正念治疗	Jon Hershfield／著 聂晶／译	35.00
强迫症专题合计			151.00
正念心理专题			
2114	正念减压自学全书	胡君梅／著	76.00
1115	八周正念之旅（有录音）	J. Teasdale等／著 聂晶／译	56.00
1214	心理治疗中的智慧与慈悲	C. K. Germer等／著 朱一峰／译 李梦潮／审校	72.00
1080	正念心理治疗师的必备技能	S. M. Pollak等／著 李丽娟／译 刘兴华／审校	42.00
8978	正念的心理治疗师	D. J. Siegel／著 林颖／译	32.00
7915	正念之道	R. D. Siegel／著 李迎潮 李孟潮／译	50.00
1612	夫妻和家庭治疗中的正念与接纳	D. R. Gehart／著 吉莉／译	58.00
1213	正念教养	S. Bogels等／著 聂晶／译	72.00
正念心理专题合计			458.00

……
欲了解更多图书信息，请登录：www.wqedu.com
联系地址：北京市西城区三里河路6号院2号楼213室　万千心理
咨询电话：010-65181109，65262933

*本目录定价如有错误或变动，以实际出书为准。